AF389605

Docteur CABANÈS

LA
"SALLE DE GARDE"

HISTOIRE ANECDOTIQUE
DES SALLES DE GARDE
DES HOPITAUX DE PARIS

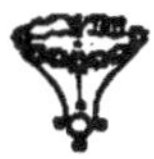

A PARIS, chez MONTAGU
49, BOULEVARD DE PORT-ROYAL

LA "SALLE DE GARDE"

Docteur CABANÈS

LA
"SALLE DE GARDE"

HISTOIRE ANECDOTIQUE
DES SALLES DE GARDE
DES HOPITAUX DE PARIS

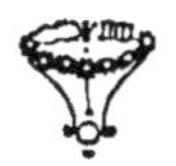

A PARIS chez MONTAGU
49, BOULEVARD DE PORT-ROYAL

RECUEIL DE SOUVENIRS D'AUTREFOIS, RÉUNI
POUR LES MÉDECINS D'AUJOURD'HUI, AUXQUELS
IL RAPPELLERA LES HEURES DE JEUNESSE
DES SALLES DE GARDE

ÉDITÉ PAR LES SOINS ET AUX DÉPENS DE
P. MONTAUT, 49, BOULEVARD DE PORT-ROYAL
SOUS LA DIRECTION DU DOCTEUR CABANÈS
ET IMPRIMÉ PAR DEVAMBEZ, A PARIS

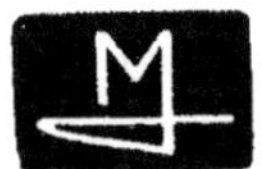

Il a été tiré de cet ouvrage :

300 ex. sur papier des Manufactures Impé-
riales du Japon, numérotés de 1 à 300 ;

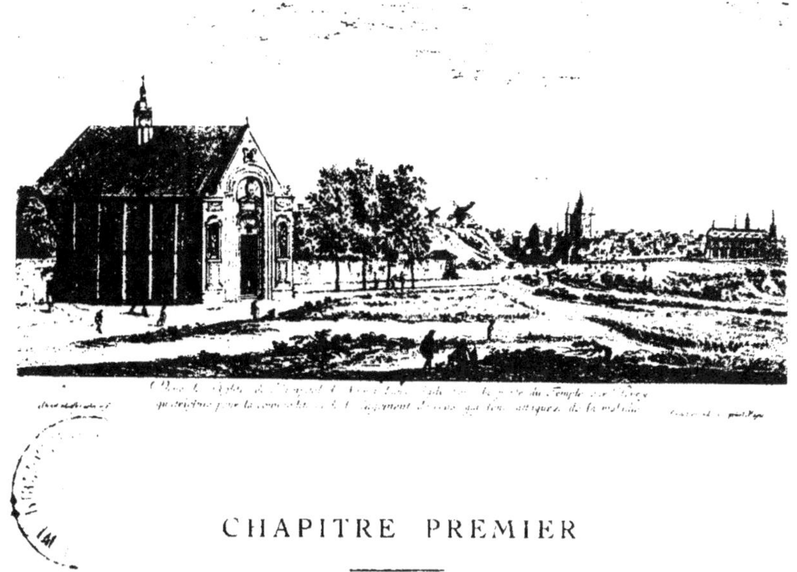

CHAPITRE PREMIER

LES ANCÈTRES DE L'INTERNAT

L A Salle de Garde ! Vainement chercheriez-vous ce terme, relevant de la technologie professionnelle, dans le Dictionnaire de l'Académie ou l'encyclopédique Larousse. Avant de le définir, essayons d'établir les origines de l'institution qui lui a donné naissance, institution relativement récente, puisqu'elle ne remonte guère au delà d'un siècle. A plus exactement parler, l'Internat, s'il a été créé en 1802, a de plus antiques parchemins.

Dès les premières années du règne de Louis le treizième, dit *le Juste*, il y avait, dans certains hôpitaux de Paris, des élèves en médecine, ou plutôt en chirurgie, logés et nourris à l'hôpital, et dont la fonction consistait à soigner et à panser les malades.

Dès 1613, on trouve à l'Hôtel-Dieu des *compagnons*, au nombre de cinq, que l'on peut considérer comme les ancêtres de nos internes, bien qu'ils eussent des attributions assez peu comparables à celles de l'Internat actuel.

A une époque où la thérapeutique tenait presque tout entière dans la saignée et le clystère, qu'aurait fait un médecin sans l'assistance du chirurgien et de l'apothicaire, alors surtout qu'il était contraire à sa dignité de se livrer à une besogne manuelle ? On ne s'étonnera donc pas que, jusqu'au XIXe siècle, le service hospitalier ait été fait par un chirurgien en chef, celui-ci, appelé aussi *chirurgien-major*, assisté par un *gagnant-maîtrise*, assimilable à notre chef de clinique, secondé par dix ou douze *compagnons-chirurgiens*, comparables à nos internes.

Le *gagnant-maîtrise* était logé, chauffé, éclairé et nourri, et restait en fonctions pendant six ans.

Les *compagnons* étaient préposés à la salle d'opérations, à l'infirmerie, etc. Ils étaient, en outre, chargés de recevoir les *entrants*, pour la visite desquels on leur adjoignit, en 1661, « une femme honneste, de cinquante ans environ », en raison des plaintes auxquelles avaient donné lieu les privautés que les trop hardis *compagnons* prenaient avec les jolies patientes qui se présentaient à la consultation.

Les élèves en chirurgie et apothicairerie de ce temps n'étaient ni plus ni moins dissipés que ceux d'aujourd'hui et l'Administration, toute paternelle et indulgente qu'elle fût, dut parfois sévir avec quelque sévérité. Malgré l'interdiction de recevoir aucune femme dans les chambres, « un garson apoticaire » du nom de Salé, s'étant enfermé avec trois filles, de neuf heures du matin à une heure de l'après-midi, fut chassé de l'Hôtel-Dieu, « pour n'y plus rentrer en quelque qualité que ce soit ».

Un chirurgien externe, à qui on avait déjà « osté le tablier plusieurs fois », fut également congédié, pour être resté plus d'un mois sans faire son service, « afin de faire un exemple aux aultres et les retenir dans le devoir ».

Le cas d'un « compagnon » de l'Hôtel-Dieu, qui avait encouru plusieurs admonestations, nous apparaît plus grave que les précédents : « Il n'a cessé, articule l'acte d'accusation, d'arracher les dents aux cadavres, dans la salle des morts, pour les vendre aux dentistes, de porter des testes et même des cadavres entiers dans la chambre de garde, où il les décharnoit et les faisoit bouillir, pour en avoir les os, qu'il vendoit. »

Un règlement, qui porte la date du 14 juin 1655, énumère les divers devoirs des *compagnons-chirurgiens* de l'Hôtel-Dieu de Paris ; nous le résumons dans ses lignes essentielles.

A cinq heures précises, ils sortiront de chez leur maître ; à cinq heures et demie, ils commenceront à panser les blessés que le chirurgien leur aura désignés.

Il leur est recommandé d'user de « grande charité, douceur et affection », et de ne jamais confier leur tâche aux pensionnaires ou externes. Ils pourront, seulement s'ils en ont le loisir, assister aux opérations, dissections ou ouvertures de corps, pratiquées par leurs maîtres, « pour connaître d'où peuvent provenir les causes du mal duquel il s'agira ».

A onze heures, la cloche ayant donné le signal du repas, tous les élèves se rendront au réfectoire pour le dîner (déjeuner). Après le repas, ils iront faire les saignées des bras et des pieds, les applications des ventouses et autres prescriptions.

De deux heures à quatre heures et demie, pansements; puis ils procéderont à la pose des appareils, confection des cataplasmes, etc.

A six heures, souper, à l'issue duquel « chacun ira dans son office, pour faire les saignées et autres remèdes ordonnés par les médecins et chirurgiens et, quand il n'y en aura point, ils ne laisseront pas d'aller voir dans quel état sont leurs blessés et panser ceux qui en auront besoin ».

Défense aux pensionnaires ou externes de toucher aux malades, « si ce n'est par l'ordre du maître chirurgien ».

Défense à tous compagnons « de transporter aucuns onguents hors de la chirurgie, d'en laisser sur les tablettes des lits des malades et de leur en bailler pour en faire des emplâtres ».

A huit heures précises, tous les élèves devront se retrouver chez leur maître, depuis la Saint-Remy jusques à Pâques; à neuf heures, de Pâques à la Saint-Remy.

Le service de garde est explicitement indiqué dans un règlement de 1749 :

« Les six *compagnons-chirurgiens* de l'Hôtel-Dieu, qui doivent être de service dans la *chambre de garde*, s'arrangeront entre eux de manière que, le jour et la nuit, en tout temps et à toute heure, on puisse en trouver qui soient prêts, au premier avertissement, à porter les secours nécessaires aux malades dans les différentes salles. Ces six compagnons ne pourront découcher hors la chambre de garde, ni se faire remplacer par les chirurgiens externes de l'Hôtel-Dieu, ni par aucun autre, ni faire coucher dans les chambres aucun domestique. Aucun des *compagnons-chirurgiens* de l'Hôtel-Dieu ne pourra, pour quelque raison que ce soit. coucher hors de l'Hôtel-Dieu. »

Les *gagnants-maîtrise*, dans les maisons de la Salpêtrière et de Bicêtre, étaient soumis aux mêmes obligations :

« Ils ne pourront travailler au dehors, pour quelque cause que ce soit, ni découcher des maisons ; ils ne sortiront que très rarement, avec grande nécessité, pour leurs affaires personnelles ; et les compagnons ne s'absenteront jamais lorsque les maîtres seront sortis. »

A la veille de la Révolution, la Société Royale de médecine rédigeait un projet qui réalisait plusieurs notables améliorations sur l'état de choses existant. L'idée du concours pour le recrutement des élèves internes y est déjà clairement énoncée :

« Les élèves attachés à l'hôpital... seront nommés, tous les ans, par les juges des examens, qui choisiront ceux qui auront paru les plus instruits ; et ils remplaceront les élèves qui sortiront, dans une proportion qui sera déterminée par un règlement particulier. »

Le concours est réclamé aussi pour les *gagnants-maîtrise,* comme le seul moyen de remédier aux inconvénients de la nomination directe.

Le célèbre chimiste Fourcroy demande que, dans chaque département, des élèves soient choisis par un jury local, comprenant deux officiers de santé, et logés dans l'école où ils se perfectionneront, en soignant les malades sous la direction des maîtres. La Convention, appelée à en délibérer, laisse la motion à l'étude, et ce n'est que sept ans plus tard, sous le ministère Chaptal (1802), que sera enfin effectuée la réorganisation du service de santé.

Ce qui concerne l'Internat mérite d'être mis en relief; le règlement du 4 ventôse an X peut être considéré comme la charte constitutionnelle de l'institution :

« Persuadée de cette vérité que c'est dans les hospices, et en y prenant une part active au traitement des malades, que s'acquièrent les connaissances en l'art de guérir, la Commission ne saurait trop s'appliquer, d'une part, à attirer dans cette voie le plus grand nombre d'élèves possible; d'autre part, à rechercher les moyens de fortifier leurs études et d'accroître leur émulation; en conséquence, elle confirme la division des élèves en *externes* et *internes,* deux degrés dont on n'atteindra le second qu'après avoir franchi le premier; décide que les fonctions des deux ordres seront temporaires; soumet les uns comme les autres au principe du *concours;* et enfin, fonde des *prix* destinés aux plus méritants parmi les élèves d'élite. »

La promotion d'Internat de 1802 comptait 24 élus. Le premier interne de cette première promotion s'appelait Alin; il était du Mâconnais (né à Chalon, en Saône-et-Loire); il se lia plus tard avec un de ses compatriotes les plus notoires, le poète Lamartine, qui a conté, en termes touchants, les dernières années et la mort de celui qui, plus que son médecin, fut son ami le plus sûr. Relisez *Raphaël*, vous y trouverez l'histoire du bon docteur Alain, dont l'auteur a seulement modifié l'orthographe du nom.

A la promotion dont Alin était le chef de file, appartenaient trois hommes qui acquirent, à titres divers, une notoriété de bon aloi : Bayle s'illustra par ses recherches sur la phtisie pulmonaire, à laquelle il devait succomber ; Devergie fut un des rénovateurs de la médecine légale ; Lagneau porta un nom justement honoré dans les annales de notre profession.

Ce n'est qu'en 1816 qu'on reconnut la nécessité de nommer des internes *provisoires*.

« Il sera nommé quatre élèves supplémentaires, pour remplacer les internes dont les places vaqueraient avant le concours prochain : l'ordre dans lequel ces élèves seront nommés par le jury indiquera leurs droits à la priorité du remplacement. »

Si le remplacement avait lieu dans les trois mois qui suivaient le concours, les remplaçants étaient promus titulaires sans nouvel examen ; sinon, ils devaient de nouveau concourir.

En 1819, le premier de ces internes suppléants fut le fameux Dr Véron, qu'une saignée malencontreuse obligea d'interrompre sa carrière médicale et qui, évadé de l'Internat, devint... Directeur de l'Opéra.

Parmi les autres transfuges, il en est un qui a conquis un glorieux renom dans les lettres : nous voulons désigner l'auteur des *Causeries du Lundi* et de *Port-Royal*, le critique des critiques. Sainte-Beuve fut interne suppléant, d'autres disent « roupiou » à l'hôpital Saint-Louis.

N'omettons pas d'accorder une mention au philologue Littré, qui laisse voir, dans sa traduction d'Hippocrate et surtout dans ses travaux de médecine historique, l'empreinte de ses études premières.

Enfin, les exemples de Cuvier (un neveu du paléontologiste), nommé sous-directeur de la Banque de France, et de Hubert-Valleroux, entré dans les ordres, sont là pour attester que l'Internat mène à tout — à condition d'en sortir.

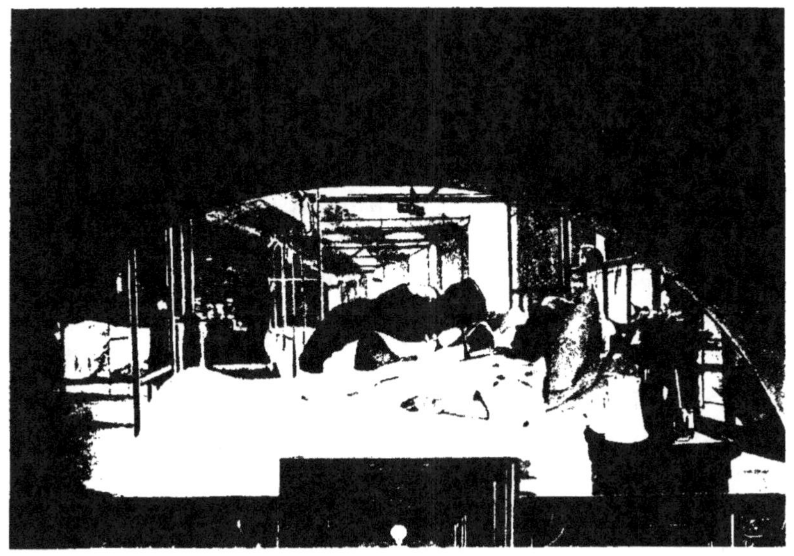

La "Contre-Visite", par Bellery-Desfontaines.

CHAPITRE II

COMMENT VIVENT LES INTERNES

DEPUIS environ un siècle que l'Internat a été créé, aucune modification notable n'a été apportée dans le mode de recrutement des internes, pas plus que dans la durée de leurs fonctions ou dans leur rétribution. Le temps a marché cependant, et les conditions économiques concurremment.

Dans sa sollicitude éclairée, la maternelle A.P. croit avoir assez fait, en assurant un logement, généralement dépourvu de confort, et la nourriture, réduite à la portion congrue, à des jeunes gens qui n'ont souvent d'autres ressources que la maigre indemnité qui leur est allouée. Heureusement, l'amour de la science, une noble émulation et surtout la perspective des joies partagées d'une existence vécue en commun, où se nouent des liens destinés à ne plus se rompre, avivent le zèle des concurrents, de plus en plus nombreux, qui accourent pour soutenir le prestige d'une institution dont ne s'avère pas encore la vétusté.

L'Internat est comme une grande famille, ou mieux une association fraternelle, qui groupe autour de son fanion des camarades de tout âge, appartenant à des générations successives, et dont le cœur seul ne vieillit pas. Comme le disait dans une charmante allocution le professeur Debove, à la cérémonie du centenaire, à un certain âge, « on n'aime pas à regarder en avant, on regarde en arrière. On se rappelle l'époque des douces intimités, des amitiés désintéressées. On se complaît d'autant plus dans ce passé, qu'il nous rappelle notre jeunesse, ce bien comparable à la santé, dont ne jouissent pas ceux qui le possèdent, et que regrettent ceux qui l'ont perdu. » Il suffit aux anciens d'évoquer la *Salle de Garde,* pour qu'aussitôt se ranime leur ardeur juvénile, pour que renaisse l'enthousiasme de leurs vingt ans.

La *Salle de Garde!..* A ces seuls mots, le visage s'épanouit, la physionomie se déride, on revoit en pensée tout un microcosme qui s'estompe dans un lointain brumeux. C'est l'insouciance, la gaîté, la fougue, tous les attributs d'un tempérament qui se dépense, comme si ses réserves étaient inépuisables.

A la Salle de Garde, les plus libres entretiens, les paradoxes, si outranciers soient-ils, sont sûrs de rencontrer un auditoire complaisant. Les systèmes métaphysiques les plus abstraits, les querelles d'école les plus acharnées, les problèmes politiques les plus brûlants, y trouvent un écho.

A la Salle de Garde, on ne s'embarrasse ni de la civilité puérile autant qu'honnête, ni de la morale dite bourgeoise; on y fait la nique à l'autorité, comme aux sots préjugés. La liberté y dégénère bien quelquefois en licence, mais on est entre soi dans cet asile inviolable, où nul, à part les internes et leurs invités, n'a le droit de pénétrer. Invités et *invitées*, car il se chuchote que, « bravant les foudres administratives, Mimi Pinson n'a pas craint de venir consoler l'interne de garde, et qu'on l'a vue, coiffée de la calotte insigne, lançant au dessert son refrain gaillard (1) ». Mais gardons-nous de prêter l'oreille à ces bruits, que nous voulons croire calomnieux, et revenons à de moins gais propos.

Qui de vous ignore que la Salle de Garde fut et est restée le rendez-vous de personnages célèbres, ou aspirant à le devenir. Professeurs et membres de l'Institut y ont préludé à leurs grands travaux, par les plus désopilantes, les plus débridées fantaisies. Que les Pharisiens ne s'em-

(1) *Centenaire de l'Internat*, par Raymond Durand-Fardel. — G. Steinheil, Paris.

pressent point de condamner, au nom de principes
surannés, ces saillies de belle humeur, qui apportent
une diversion indispensable dans une vie de labeur
et de dévouement ; c'est un exutoire nécessaire
pour une sève trop généreuse, qu'il ne serait ni
prudent ni sage d'endiguer.

———

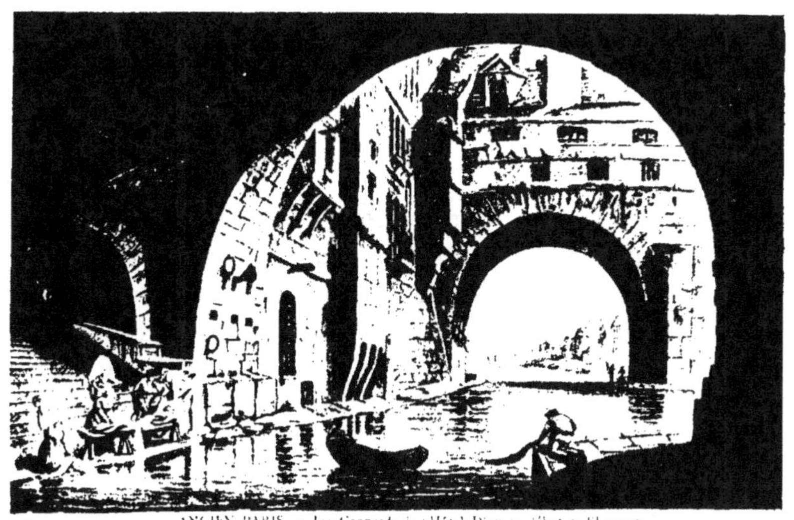

CHAPITRE III

LES HOTES DE LA SALLE DE GARDE

LES ŒUVRES LITTÉRAIRES QUI Y ONT ÉTÉ CONÇUES

COMME l'a écrit un jour un de nos chroniqueurs en veine d'inspiration, nos jeunes savants (lisez nos internes) « mènent une existence pittoresque et double, qui tourne une de ses faces vers la douleur et la souffrance, l'autre vers la jeunesse et la joie ». Celles-ci, c'est à la Salle de Garde qu'on les retrouve.

Qu'est la Salle de Garde ? Il est temps d'en présenter la définition.

C'est à la fois la salle où l'on mange, et de quel appétit ; le salon où l'on cause, où l'on chante, où l'on fume, où l'on... — gazez, ma plume ! — où l'on reçoit, avec quelle bonne grâce, quelle cordialité ! Et les invitations en sont d'autant plus recherchées.

Tout ce que l'Art et la Littérature comptent d'illustrations tiennent à honneur de fraterniser avec les gloires en herbe de la Faculté. Servants d'Esculape et disciples d'Apollon n'ont jamais cessé de faire bon ménage.

Faut-il rappeler que des hommes de lettres, et non des moindres, ont trouvé à l'hôpital le canevas de leurs romans, y ont puisé les « observations » qui en ont constitué la trame ; que des artistes dramatiques y sont venus prendre une leçon de réalité, avant de la traduire à la scène ; que nombre d'œuvres de prétendue invention ont eu leur éclosion dans le milieu nosocomial ? Si vous exigez des précisions, nous n'aurons aucun embarras à vous les donner.

Peut-être ne vous révélerons-nous pas qu'à la Charité, les frères de Goncourt élaborèrent *Sœur Philomène ?* Les circonstances, peu ou prou connues, qui en ont accompagné la genèse, méritent toutefois d'être rapportées.

Le 5 février 1860, nos deux Siamois littéraires dînaient chez Flaubert, en compagnie de Louis Bouilhet, un transfuge de la médecine qui, après avoir été interne à l'hôpital de Rouen, perpétra de sombres tragédies, non dépourvues, au surplus, de *vis dramatica.* Bouilhet raconta, au cours de ce repas, que l'un de ses amis, interne comme lui, avait fait naître de tendres sentiments chez une sœur de charité, attachée au service. A quelques temps de là, l'interne aimé se pendait, pour un motif qu'il jugea bon de laisser ignorer.

La nuit où il veillait son camarade, Bouilhet vit la sœur entrer à pas de loup dans la chambre mortuaire, s'agenouiller auprès du cadavre, et, après sa prière, s'en retourner comme elle était venue, sans se soucier si on prenait garde à elle ; depuis, pendant des années qu'elle se trouva avec Louis Bouilhet, elle ne lui reparla de rien, ne fit jamais une allusion à cette scène.

Vivement intéressés par cette histoire « vécue », les Goncourt conçurent, dès ce moment, l'idée d'un roman, dont un des plus troublants épisodes venait de leur être fourni ; il ne leur restait qu'à se « documenter », pour établir le cadre dans lequel allait évoluer leur personnage principal. C'est ainsi qu'ils se décidèrent à se présenter à l'hôpital de la Charité, dans le service du chirurgien Velpeau.

Flaubert leur avait remis une lettre pour le Dr Follin, qui les adressait à un de ses amis, Edmond Simon, alors interne de Velpeau.

Afin de travailler, selon leur expression, « sur le vif, le vrai, le saignant », nos deux cliniciens amateurs entraient, un matin, dans la salle des femmes, non sans une « certaine appréhension dans les nerfs ». En voyant la table sur laquelle étaient posés « un paquet de charpie, des pelotes de bandes, une montagne d'éponges », il se fit en eux « un petit trouble », qui leur mit « le cœur mal en aise ». Ils se raidirent et, faisant bonne contenance, suivirent le chef, accompagné de son cortège d'élèves, mais en se sentant les jambes comme s'ils étaient « ivres, avec un sentiment de la rotule dans les genoux, et du froid dans la moelle des tibias *(sic)* ».

Il leur resta de cette visite une vision de cauchemar, qu'ils furent longtemps à chasser. De ces femmes, « entrevues sur ces oreillers bleuâtres, et transfigurées par la souffrance et l'immobilité », subsista une de ces images « qui chatouillent sensuellement l'âme et qui vous attirent par ce voilé qui fait peur ».

A leur seconde visite à la Charité, ils furent témoins d'un spectacle autrement macabre : un phtisique, à son dernier période, venait de « passer à l'instant même ». Ils eurent devant les yeux « un homme de quarante ans, le haut du corps soulevé par des oreillers, en tricot brun, mal boutonné sur la poitrine, les bras tendus hors du lit, la tête un peu de côté et renversée en arrière ». On distinguait les cordes du dessous du cou, une barbe forte et noire, le nez pincé, des yeux caves; autour de sa figure, sur l'oreiller, ses cheveux, étalés, étaient plaqués « ainsi qu'un paquet de filasse humide ». La bouche était grande ouverte, « ainsi que celle d'un homme dont la vie s'est exhalée en cherchant à respirer, sans trouver d'air ». Il était « encore chaud, dans la sculpture profonde de la mort sur un vieux cadavre... ».

Trois jours plus tard, les deux frères assistaient à la consultation, qui se tenait dans le cabinet du chirurgien, et où il y avait « des bancs et une barrière ». Lentement s'approcha un petit vieillard, le collet de son paletot, gras et lustré, remonté jusqu'aux yeux, un misérable chapeau tressautant entre ses doigts. C'est le prétexte pour nos artistes d'un croquis saisi sur le vif :

« Il a de longs et rares cheveux blancs, la figure osseuse et décharnée, les yeux tout caves et, au fond, une petite lueur. Et il tremble, ce pauvre vieux, comme un vieil arbre mort, fouetté par un vent d'hiver. Il a tendu son poignet noueux, où il y a une grosse excroissance.

Vous toussez? lui dit l'interne.

— Oui, Monsieur, beaucoup! répond-il d'une voix douce, éteinte, dolente et humble; mais c'est mon poignet qui me fait mal!

— Nous ne pouvons pas vous recevoir; il faut aller au Parvis Notre-Dame.

Le vieillard ne disait rien et regardait vaguement l'interne.

Et demandez la médecine et pas la chirurgie, lui répète l'interne, le voyant rester immobile.

Mais c'est là que j'ai mal, reprend doucement le vieillard, en montrant son poignet.

— On vous guérira ça, en guérissant votre toux.

— Au Parvis Notre-Dame! lui cria d'une voix où la brutalité cherchait à s'attendrir, le concierge, un gros bonhomme, à moustaches d'ancien soldat...

On voyait la neige tomber à flocons par la fenêtre; le vieillard s'éloigna sans un mot, avec son chapeau à la main.

Pauvre diable! quel temps! c'est loin!... Il n'en a peut-être pas pour cinq jours, dit le concierge.

Et l'interne :

« — Si je l'avais reçu, Velpeau l'aurait renvoyé demain. C'est ce que nous appelons, en terme d'hôpital, une *patraque*. Oui, il y a comme cela des moments durs, mais si nous recevions tous les phtisiques — Paris est une ville qui use tant, — nous n'aurions plus de place pour les autres... »

Les deux frères confessent que cette scène les a remués plus profondément que tout ce qu'ils ont vu jusqu'alors à l'hôpital.

Afin de se remettre de leur émotion, les Goncourt vont visiter l'ancienne Salle de Garde, décorée par les peintres, amis des internes, Baron, Gustave Doré, Français, etc. Mais n'anticipons pas; nous y reviendrons, quand nous décrirons le *Musée de la Charité*.

Nos explorateurs passent ensuite dans la vraie Salle de Garde « une petite pièce cintrée », jadis « la chambre ardente des prêtres morts ». Suit la description du placard, de la fontaine de cuivre, du casier à lettres, du poêle, du lit de l'interne de garde, dressé dans la salle à manger où, à défaut de serviettes, on donnait aux convives des taies d'oreiller!.. Le râtelier à pipes, l'ardoise, rien n'est oublié; jusqu'aux tabliers, « qui pendent aux patères » et, à leurs boutonnières, « de petites pelotes à épingles, roses ou violettes, faisant de loin l'effet de bouquets ».

La conversation de Salle de Garde, que les Goncourt ont notée dans leur roman, montre que l'esprit qui y régnait déjà se transmet de génération en génération. C'est là perpétuelle discussion du budget, les reproches à l'économe, accusé de faire

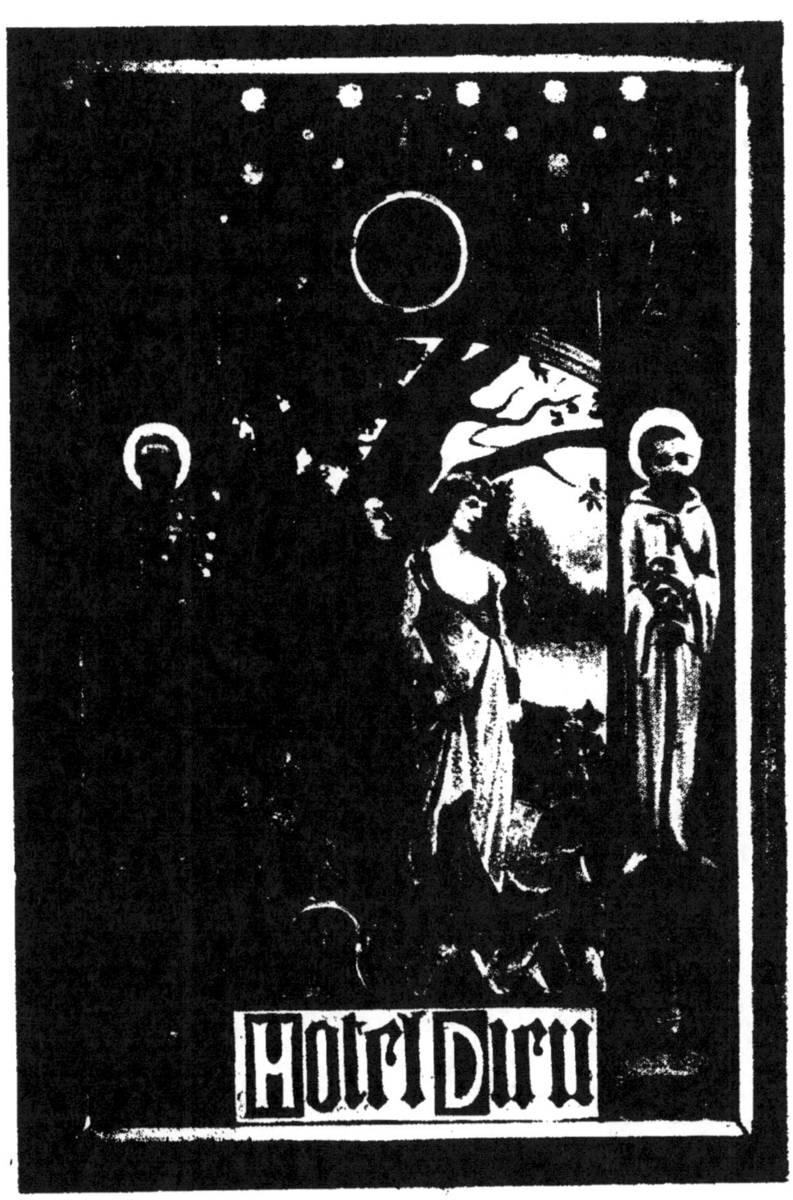

Hôtel-Dieu. — Panneau de G. Max (1900)

« sauter l'anse du panier et de faire monter les frais de 25 francs à 80 ! » Puis on voit venir le « candidat au cinquième », en quête de diagnostics pour l'examen qu'il va bientôt passer.

Encore un tableau d'après nature, le déjeuner dans la salle commune. A un bout de la table, où s'étalent pêle-mêle « les bouteilles vides, les demi-tasses de grosse porcelaine, les soucoupes pleines de bouts de cigarettes et d'allumettes, noyés dans le bain de pied... » Deux internes, au milieu du fracas, s'entretiennent « avec tant d'effusion, qu'à tout moment, on les voyait ôter leurs lunettes, pour en essuyer les verres sur leurs genoux contre le drap de leurs pantalons ». Les romanciers nous décrivent ensuite l'infirmier, venant frapper à la porte de la Chambre de Garde, pour un décès à signer ; les convalescents, distribuant le pain transporté dans un chariot roulant que l'on pousse devant chaque lit ; la contre-visite de l'interne, dont se chuchote l'éloge entre « numéros » voisins. L'un de ces « numéros », une jeune malade qui travaille à la broderie d'une bande de jupon, murmure à mi-voix : « Ce garçon-là est trop gentil pour n'avoir pas une petite femme... Eh bien ! ça lui fera un jupon à sa douce. C'est gentil, quand on danse... » Est-il récompense plus touchante pour les soins donnés ! Mais c'est l'analyse complète d'une des œuvres les plus solidement charpentées des frères de Goncourt qui nous tenterait, si elle n'avait été faite et bien faite par d'autres (1).

---

(1) Cf. *L'Hôpital vu par les Goncourt*, par le Dr André Fabre. (Extrait de *l'Hôpital*, n° 5, avril 1914).

Contentons-nous d'enregistrer une opinion magistrale. Jules de Goncourt, qui avait demandé son impression à Flaubert, en recevait ces lignes, où le bon géant de lettres contient mal son enthousiasme :

Ça m'a empoigné, enlevé. J'ai tout lu d'une haleine, et en mouillant quelquefois comme un simple bourgeois.

« C'est très-vrai, très-fin et très-profond. Bien des femmes s'y reconnaîtront. Il y a des pages exquises... On sent la chair sous le mysticisme... Quant à tout le reste, la vie d'hôpital, je vous réponds que vous avez touché juste. Les conversations des malades, les physionomies secondaires d'élèves, celle du chirurgien en chef, etc. *Very well.* »

Et Flaubert s'y connaissait, lui fils et frère de chirurgien. On sait l'intimité qui unit, de leur vivant, Flaubert, le dernier des Goncourt et Alphonse Daudet. Tous trois appartenaient à l'école du document humain, tous trois puisaient dans la vie le sujet de leurs productions.

En même temps qu'Edmond de Goncourt, fréquentait chez Daudet le plus illustre des neuropathologues, vous avez deviné le docteur Charcot. La dédicace de l'*Évangéliste* est ainsi libellée : « A l'éloquent et savant professeur J.-M. Charcot, médecin de la Salpêtrière ».

Le cabinet de Charcot, un matin de consultation, Daudet l'a, quelque part, décrit, faisant suivre le portrait du maître de la description du cadre dans lequel il évoluait.

« Aux murs, des photographies, de naïves peintures italiennes, espagnoles, représentant des saintes en prière, des extasiés.

des convulsionnaires, des démoniaques, la grande névrose religieuse, comme on dit dans la maison.

« Le professeur, assis devant une petite table, cheveux longs et plats, front puissant, lèvre rase et hautaine, regard aigu dans la pâle bouffissure de la face.

« Va-et-vient de l'interne en tablier blanc et calotte de velours, des yeux fins envahis d'une grande barbe ; assis autour de la salle, quelques invités, la plupart médecins, Russes, Allemands, Italiens, Suédois. Et commence le défilé des malades... »

Daudet relate ensuite qu'il a déjeuné avec les internes, « dans la Salle de Garde surchauffée ». Tout en mangeant le rata du « chaloupier », plat de résistance traditionnel, et en buvant le vin des hôpitaux, que verse généreusement à la ronde une vieille épileptique, on cause magnétisme, suggestion, folie. L'écrivain raconte devant « cette jeunesse fortement matérialiste » une histoire qui tient du merveilleux, celle de trois chapeaux verts, achetés par lui à Munich, durant la guerre de 1866.

Ces chapeaux, de feutre dur, couleur de mousse des bois, avec un petit oiseau piqué dans la ganse, l'aile ouverte et des yeux d'émail, il les donnait, à son retour en France, à trois de ses compagnons de lettres : Charles Bataille, Jean du Boys, André Gill... Tous trois, à des dates différentes, mouraient fous ! L'anecdote fait courir les sourires sur ces lèvres sceptiques et, poliment, on acquiesce à ce que l'on considère comme une invention de romancier.

Le café pris, les pipes éteintes, le chef de clinique de Charcot propose une promenade au quartier des folles. Voici que l'une d'elles, apercevant le groupe, lui glisse du regard un appel engageant : « Messieurs, je fais de la peinture, voulez-vous voir de mes œuvres ? Mais attendez d'abord que je mette mon chapeau tyrolien ». Cela dit, la pauvre créature, un instant disparue, revient, coiffée d'un petit chapeau vert, tout à fait semblable au chapeau du récit ! Les internes restent ébahis de la coïncidence et la malheureuse, toute fière de montrer ses informes barbouillages, prend leur étonnement pour de l'admiration.

Étrange influence des couleurs sur le cerveau ! Rencontre singulière pour le moins. Mais Daudet ne s'attarde pas à l'étude de ces problèmes ; il ne cherche pas à pénétrer l'insondable.

Ce n'est pas qu'il répugne à en aborder qui, sans être aussi profonds, n'en sont pas moins troublants (1). Ainsi, dans l'*Obstacle*, cette histoire, très romanesque, d'un mariage rompu parce que, au moment où il va s'accomplir, la famille de la fiancée découvre que le futur est le fils d'un aliéné, Daudet pose la question, plus médicale que scénique, de l'hérédité de la folie.

Le créateur de *Numa Roumestan*, qui a fait mourir de phtisie l'amoureuse Hortense Le Quesnoy, après avoir observé les poitrinaires à la station d'Allevard, où on l'avait envoyé prendre les eaux,

____

(1) Comme l'a dit le grand Will, « il y a plus de choses dans le ciel et sur la terre, Horatio, qu'on ne l'imagine dans les rêves de votre philosophie ». (*Hamlet*, acte I, scène V.)

Daudet se montra toujours préoccupé de physiologie
et de pathologie dans ses œuvres. Comme l'ataxique
Xavier Aubryet, qui notait les affres de son long et
douloureux martyre, et les transformait en « copie » ;
comme Tourgueneff, qui, peu de temps avant sa
fin, ayant eu à supporter une opération douloureuse,
analysait sa souffrance, le littérateur réaliste, réaliste
dans le bon sens du terme, tirait de vraies trouvailles
littéraires de ses heures de torture et d'angoisse.

Mais, outre cette « introspection », Daudet
savait regarder autour de lui et promener son scalpel
dans la chair d'autrui. Sur ses petits cahiers qui le
suivaient partout, il marquait ses impressions d'analyste, ses conversations avec les médecins, les indi-
cations qu'ils lui fournissaient.

Nous parlions tout à l'heure de ses entretiens
avec les internes de la Salpêtrière ; nous ajouterons
que la Charité reçut aussi sa visite.

C'est salle Saint-Jean-de-Dieu qu'il retrouva,
couché sur un brancard — l'hiver, cette année-là, fut
particulièrement cruel aux tuberculeux, et il n'y avait
plus de lit disponible dans cette salle réservée
aux phtisiques ; — c'est là que Daudet alla voir
Raoul D... le *Jack* du livre, qu'il revoyait « les yeux
creux, la voix rauque, surtout l'imagination frappée
des tristesses qui l'entouraient, ces plaintes, ces toux
déchirantes, la prière de la sœur au jour tombant, et
l'aumônier en pantoufles rouges, assistant les agonies
désespérées ».

Avant de quitter la Charité, n'omettons pas de
mentionner qu'un romancier de moindre envergure

que l'auteur de *Fromont Jeune*, mais qui ne fut pas sevré de talent, Léo Trézenik, fréquenta aussi dans cet hôpital de la rive gauche : ses *Cocquebins* en témoignent ; tandis que J. Claretie, de notoriété plus vaste, trouvait à la Salpêtrière la genèse des *Amours d'un Interne*, pendant que la géniale Sarah, éprise de tragique vérité, se faisait enfermer dans un cabanon, pour jouer au naturel une scène de démence.....

Et si l'on nous laisse, en terminant, évoquer un souvenir personnel, nous signalerons aux annalistes qu'Adolphe Tabarant vint nous rendre visite à Lourcine, où il devait « situer » son *Virus d'amour* ; comme nous avions, l'année d'avant, accueilli, à la table hospitalière de Lariboisière, le Poète des *Fleurs du bitume*, accompagné du seigneur de Chatnoirville-en-Vexin, le mélancolique Goudeau, flanqué du truculent cabaretier Rodolphe Salis.

Dans une nouvelle qui porte titre : l'*Échéance*, enchâssée dans un recueil de proses diverses, groupées sous cette appellation largement compréhensive de *Drames*, le maître psychologue Bourget croque la silhouette d'un étudiant en médecine, Eugène Corbière, pseudonyme de circonstance, qui dissimule sans doute, sous un masque conventionnel, les traits de l'auteur lui-même ; il est d'autant plus séant de recueillir ses gloses.

..... « Quelle est, dit cette brillante recrue (j'entends parler de Paul Bourget), quelle est, parmi les sciences naturelles, la branche qui prête à une application pratique telle, que cette application soit acceptable dans toutes les hypothèses ? Il m'a semblé que la médecine, comprise d'une façon un peu haute, répondait à ce programme. Examine, en effet, l'une et l'autre solutions.

« Suppose démontrées toutes les théories spiritualistes ; va plus loin, toutes les théories chrétiennes. Quel est le devoir ? Soulager l'être qui souffre. Le médecin le fait. Suppose démontrées toutes les théories contraires. A quoi se réduit la morale ? Aux instincts d'altruisme, qu'il faut constater et satisfaire comme tous les instincts, et qui consiste dans un besoin de nous associer à nos semblables, de les aider et d'en être aidé, en face de la nature hostile. Qui accomplit cette tâche mieux que le médecin ? Il est l'altruiste par excellence. Il est dans le vrai, quel que soit le postulat métaphysique auquel nous nous rangions. Et la preuve, c'est que depuis le jour où j'ai pris ma première inscription et passé le seuil de l'hôpital, j'ai goûté une espèce de calme que je ne connaissais pas. J'ai eu l'évidence qu'intellectuellement et moralement, j'avais les pieds par terre, que je marchais sur du solide. »

Pour qui sait la curiosité qu'a toujours témoignée Paul Bourget à l'endroit de notre science, son goût notamment pour les études psychiâtriques, — l'auteur du *Disciple* est un admirateur des travaux du professeur Régis, et il a longtemps suivi les leçons du D Dupré au Dépôt, et celles de Dieulafoy à l'Hôtel-Dieu, — pour qui n'ignore aucune de ces particularités, et qu'en outre, nombre de passages de ses livres dévoilent ses préférences pour notre art, les lignes précitées ne sont qu'une confirmation.

Paul Bourget a, depuis longtemps, compris qu'un romancier ayant charge d'âmes, et qui est lu d'un public généralement étranger à nos arcanes, ne devait inculquer à ce dernier que des notions vraies sur le mécanisme de la vie.

Avant de décrire les psychoses, il a tenu à les observer, à en suivre l'évolution ; et les assidus de nos cliniques mentales ont pu voir souvent à leurs côtés, obscurément mêlé à la foule des auditeurs, un homme grave et studieux, prêtant une oreille attentive aux explications du professeur, comme le plus zélé des étudiants : c'est ce que Bourget appelle quelque part sa participation aux « expériences que tente la nature ».

Faire œuvre expérimentale, sans cesser d'être homme de lettres, tel est le programme qu'a poursuivi et réalisé ce physiologiste littéraire.

De bonne heure l'attira le mystère de l'hôpital et de l'amphithéâtre. A l'hôpital, ainsi qu'il l'a déclaré sans ambages, il vit « des nudités féminines à dégoûter du vice un équipage de marins en bordée ». La Pitié, la Maternité, Bicêtre, reçurent tour à tour sa visite.

« J'ai bien souvent mangé, relate-t-il dans sa *Physiologie de l'amour moderne*, dans la salle de Bicêtre, affectée au repas des internes (salle de garde), sur les murs de laquelle se profile une suite d'inscriptions bien étranges. Les listes des internes y sont gravées, année après année, et, dans chaque liste, depuis quinze ans, il y a un nom à côté duquel se voient deux initiales : ce sont celles d'une femme de service qui, à chaque nouvelle fournée, devient la maîtresse d'un des futurs docteurs envoyés dans cet hôpital. Écrire le roman de cette femme, quel sujet pour un conteur naturaliste ! »

Rien de plus exact. Dans les promotions de 1864 à 1876, certains noms, ainsi ceux du professeur P. R. — qui l'eût dit ? — du professeur H. — qui l'eût cru ? — sont accompagnés des troublantes initiales P. C. Nous croyons pouvoir donner, pour les paléographes de l'avenir, la clé de cette énigme. Il y a, pourrait-on dire, prescription, d'ailleurs, et nous bravons d'avance les réclamations qui se pourraient produire. Sachez donc que les initiales P. C. désignent une délicieuse petite infirmière, nommée Cadet et prénommée Pauline, qui sut capter le …

cœur de nombreuses générations d'internes. Combien avons-nous regret que ses traits ne nous aient pas été conservés ! Que ne nous a-t-on laissé la joie des yeux, à défaut de l'autre genre de plaisir savouré par tant d'heureux complices ! Au moins nous reste-t-il l'illusion et la ressource de parer la belle inconnue de toutes les grâces, de l'orner de toutes les séductions. Mais trêve à ces galanteries posthumes et reprenons notre besogne, moins réjouissante, d'analyste.

Avant Bourget, si nous étions tenu à une rigoureuse chronologie, il nous eût fallu narrer, dès le principe, les fréquentes excursions à Bicêtre du plus imaginatif des historiens, du sublime visionnaire Michelet. Michelet, nul n'y a contredit, fréquenta Bicêtre vers 1820, alors que son fidèle Achate, son *alter ego* Poinsot, y accomplissait son temps d'internat. Il a conté, en quelque endroit de son œuvre, qu'il surprit un jour son ami, presque son frère, fort occupé, avec un de ses collègues, à la dissection d'une main. Il n'en éprouva, en s'en approchant, qu'un peu de dégoût, en raison de l'odeur qu'exhalait le cadavre en décomposition. La table du déjeuner était à deux pas, encore toute servie. Malgré le vide de son estomac, l'éphèbe, mal aguerri, ne put toucher ce matin-là aux mets qui lui furent servis.

« Le vent qui soufflait avec force, la mollesse de la température », contribuèrent à augmenter la migraine violente qui l'avait saisi. Il dut repartir sans ouvrir la bouche : il était sans voix, comme sans appétit. Cette expérience lui avait suffi; il dut renoncer à tout jamais à manier le scalpel.

Il ne lui resta pas moins une vive attirance pour les sciences biologiques, et nous ne saurions oublier qu'un des premiers, sinon le premier, Michelet chercha l'origine des événements dans la constitution morbide des personnages, les causes des drames de l'histoire dans la santé de leurs protagonistes.

Comme l'écrit un de nos plus avisés critiques, il témoigne, dans ce travail, de « la perspicacité d'un histologiste, avec la divination d'un poète... Le philosophe et l'artiste qui sont en lui viendront, apportant, l'un, la hauteur de ses déductions, l'autre, la vivante splendeur de son style ».

Ce n'est pas seulement dans son œuvre historique que Michelet montre cette continuelle préoccupation de la physiologie; nulle part elle ne l'abandonne.

« Qu'il parle de l'amour, de la passion, du mariage, il est naturellement conduit à expliquer les sentiments par le jeu plus ou moins régulier des fonctions animales. La sensibilité devient ainsi une forme exaltée de l'hygiène. Bravement alors, sa démonstration entre dans les détails que seuls connaissent les médecins. Les notions jusque-là dissimulées dans les traités spéciaux, il les introduit sans scrupule dans la littérature. »

Il y aurait bien quelques retouches à faire à ce rapide croquis; tout en reconnaissant le mérite de Michelet, comme précurseur dans le domaine médico-historique, il conviendrait de faire de multiples réserves sur ses conceptions en cette matière.

En réalité, son tempérament d'idéaliste est peu conciliable avec le pur objectivisme de l'homme de laboratoire ; et nous plaçons bien au-dessus de lui, dans la galerie des cliniciens littéraires, un Sainte-Beuve ou un Taine, que nous pouvons, ceux-là, revendiquer comme nôtres, car ils ont suivi, tous les deux, les méthodes, ont été imprégnés, tous les deux, de cet esprit scientifique, marques indélébiles auxquelles se reconnaissent les véritables initiés.

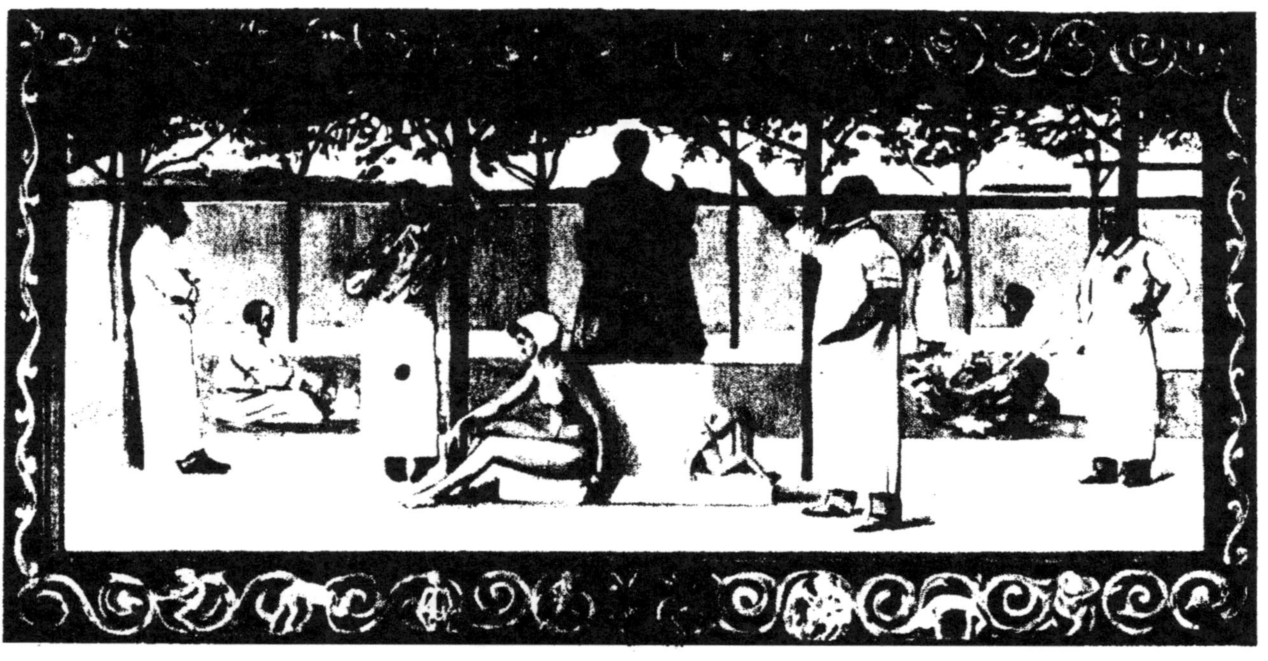

Hôpital Laënnec : Hommage à Laënnec (partie droite du triptyque)

LES IMPROVISATIONS D'UN TRIBUN.
LES AVATARS D'UN AVENTURIER.

De toutes les salles de garde, on pourrait dire que Bicêtre détient le record, tant sous le rapport des célébrités qui y ont passé (1), que des souvenirs qui se rattachent à son histoire ; et, nous le constaterons plus tard, de la gaîté qui a toujours régné en maîtresse dans cet asile « hors les murs ». Renom de bonne humeur justifié au surplus, ainsi que l'attesteront les couplets, désormais légendaires, qui trouveront place dans un autre chapitre.

La maison fut toujours des plus hospitalières. Jadis, quand le nombre des « provisoires » était plus restreint qu'aujourd'hui, nombre d'externes faisaient fonction d'internes et trouvaient là un appoint à des ressources souvent exiguës.

(1) V. Sardou y fréquenta vers 1855 : il allait y voir deux de ses amis, qui y étaient internes. Un jour qu'il se promenait avec eux, dans une des cours de l'hospice, ils interrogèrent un vieux jardinier, qui avait connu le marquis de Sade lors de sa détention à Bicêtre. Une des distractions favorites du « divin marquis » était, paraît-il, de se faire apporter de pleines corbeilles de roses, les plus belles et les plus chères que l'on avait pu découvrir dans les environs ; assis sur un tabouret, près d'un ruisseau fangeux, il prenait chaque fleur l'une après l'autre, la flairait voluptueusement, puis... la trempait dans le ruisseau et la jetait au loin, souillée et puante, en éclatant de rire !... L'homme est tout entier dans ce trait.

A part l'interne de médecine, qui était à poste fixe, la plupart des élèves avaient coutume de ne considérer Bicêtre que comme un pis-aller : c'était une sorte de vestibule, de salle d'attente, donnant accès à un hôpital du centre.

A chaque vacance dans un service hospitalier de Paris, correspondait un vide dans les services de Bicêtre. Les titulaires se hâtaient de passer dans un milieu plus actif ; les provisoires attendaient leur tour de les suivre ; tous à l'envi désertaient le vieil hôpital, dès que s'en présentait l'occasion propice. Venu l'été, l'antique maison était à peu près veuve de ses hôtes habituels ; les simples « roupious, » montés en grade, sans passer par les affres du concours, revêtaient le tablier et héritaient sans effort des fonctions, et privilèges y attachés, de leurs aînés.

Ces suppléants avaient un nom dans le langage des salles de garde : on les avait baptisés les *éléphants*.

C'étaient de vagues étudiants, qui avaient peu ou prou d'inscriptions, pour qui la fortune s'était plus ou moins montrée revêche, et qui s'employaient à toutes les tâches ingrates, comme de rédiger les certificats, tenir les cahiers, enregistrer les prescriptions. Ceux qui dessinaient étaient recherchés, soit pour la confection des planches d'anatomie, soit pour conserver à la postérité les têtes des maîtres de céans.

Pourquoi ce vocable éléphantiasique ? Etait-ce à cause de leur patience à supporter toutes les brimades ; ou de l'hydrophilie qui distingue les bonnes et lourdes bêtes ? Nous pencherions, pourquoi ne pas l'avouer, vers la première, et non la moins honorable, de ces hypothèses.

Un de ces *éléphants* a joué un rôle dans l'histoire de nos tourmentes politiques ; à ce titre, il a conquis une notoriété qui ne fut pas, sans doute, du meilleur aloi — mais toutes les monnaies qui ont cours ne sont pas d'or ou d'argent, n'est-il pas vrai ? Nous nous garderions d'offrir l'existence de cet aventurier, aux multiples avatars, comme modèle aux lecteurs de *La Morale en action ;* mais les psychologues y trouveront matière à de fructueuses méditations et à d'attachantes déductions.

Cornélius, ou, plus prosaïquement, Corneille Herz, d'hoffmannesque mémoire, naquit à Besançon en l'an de grâce 1845, de parents mi-bavarois, mi-français : son père, originaire de la Bavière, où il avait exercé le métier de relieur, avait épousé une Française.

En 1866, le jeune homme se rendait à Paris. Il débutait, un pilon à la main, dans l'arrière-boutique d'un pharmacien de la place Beauvau. Débuts plus que modestes, presque humbles, pourrions-nous dire sans être taxé d'exagération.

Sur le registre du personnel de l'hospice de Bicêtre (année 1869), on relève :

HERZ, Cornélius, né le 3 septembre 1845, à Besançon (Doubs), rue de l'Arrivée, 2 ; célibataire. Entré le 4 juin 1869 ;

entré à 400 francs. Interne en médecine dans le service de
M. Berthier, sorti le 31 décembre 1869.

D'aucuns ont dit qu'il avait commencé ses
études médicales à Heidelberg, et qu'il ne serait
arrivé à Paris qu'en 1867. En considération de
ses études antérieures, le ministre lui aurait fait
la remise de huit inscriptions, et il aurait été
accepté, à notre Faculté, comme étudiant de
troisième année. Quoi qu'il en soit, après avoir
quelque temps vécu de la vie d'étudiant, et d'étudiant besoigneux, Cornélius avait été admis, comme
provisoire, à Bicêtre; c'était le vivre et le couvert
assurés.

D'autres ont rapporté qu'en cette même année
1869, il serait entré, sur la recommandation du
docteur Legrand du Saule, à l'asile des Quatre-
Mares, dirigé par le docteur Dumesnil. Il en serait
parti dans d'assez fâcheuses conditions, après avoir
mis à contribution le pharmacien en chef, l'économe
de l'établissement et une demi-mondaine de marque,
dont le nom devait plus tard défrayer la chronique
aux cent bouches.

Vient la guerre de 1870. L'ex-provisoire de
Bicêtre prend du service dans les ambulances et
remplit, dans l'armée de la Loire, les fonctions
d'aide-major.

Puis on le retrouve, faisant fonction d'interne
à l'hôpital de Berck.

Sans relations et surtout sans ressources,

l'aventurier, que le mauvais sort n'avait pas découragé, partait pour l'Amérique, la terre promise de ses pareils, et allait s'établir à San-Francisco.

Il y traita particulièrement les maladies nerveuses, associé avec un docteur Stout, qu'il s'empressa de ruiner.

Un journal de l'État de Californie l'ayant dénoncé comme *quack*, c'est-à-dire comme exerçant sans diplôme, Cornélius courut à Chicago faire emplette du titre qui lui manquait, et ouvrit à nouveau les portes de son cabinet.

Jugeant prudent de changer d'air, Cornélius quittait bientôt San-Francisco, ouvrait, dans une autre ville, une clinique, pour le traitement des maux de tête à l'aide de passes magnétiques, et, après avoir commis maintes... indélicatesses, revenait à Boston, où il renouvelait ses exploits. Plus tard, il reprenait le chemin de notre capitale, où il s'adonna plus particulièrement à l'étude des applications industrielles de l'électricité.

Au bout de peu d'années, il parvenait à se faire passer pour un inventeur génial et à gravir tous les échelons de la Légion d'honneur, jusques et y compris la plaque de grand-officier ! On sait qu'il fut rayé des cadres, à la suite de manœuvres de chantage contre le baron de Reinach.

On connaît sa fuite en Angleterre, l'envoi des professeurs Brouardel et Charcot, auxquels fut ultérieurement adjoint le professeur Dieulafoy, chargés de rendre compte de son état de santé ;

enfin, sa mort, au mois de juillet 1898, dans son cottage de Bournemouth.

Pour expliquer de si extraordinaires ascensions, après tant de déboires et de misères, on a coutume d'invoquer cette bonne Providence qui s'appelle la chance; en réalité, Cornélius Herz rencontra, sur sa route, de puissants protecteurs, qui aidèrent fortement son heureux destin. L'un d'eux qui, après avoir boudé dans l'opposition, fut appelé à diriger nos affaires publiques, se montra particulièrement zélé à lui prêter son aide. Peut-être avaient-ils commencé à se connaître dans ce Bicêtre où cet ex-premier ministre fut, dit-on, provisoire, lui aussi, au temps où un autre de leurs collègues [1] mettait en joie la salle de garde de cet hôpital, par son incroyable talent d'imitation, préludant aux rôles qu'il devait jouer sur les tréteaux de notre première scène de comédie.

La salle de garde de Bicêtre vit également les débuts, ou à peu près, d'un tribun à l'éloquence tonitruante. Gambetta y fit souvent son apparition dans les premières années de l'Empire second, alors que nul, pas même lui, ne pouvait prévoir ses hautes destinées.

« Que de fois, nous contait naguère le physiologiste LABORDE, que de fois avons-nous assisté à ces magnifiques réminiscences oratoires, où, en même temps que le témoignage étonnant

______

[1] VILLAIN, pensionnaire de la Comédie-Française, qui fit partie des Hydropathes, avec GOUDEAU, VIVIEN, G. BERRY et autres.

d'une vaste et impeccable mémoire, l'on sentait déjà le souffle puissant, incomparable, du futur orateur !

C'est surtout à Bicêtre, où nous étions alors interne, en même temps que notre ami commun Fieuzal y faisait son internat, et où Gambetta venait, de temps en temps, passer quelques jours dans ce milieu de joyeuseté légendaire qui lui plaisait singulièrement ; c'est là que nous l'avons vu et entendu déployer sa verve entraînante et montrer des qualités oratoires et de déclamation déjà merveilleuses. »

Comme la chanson gauloise faisait souvent au dessert les frais de ces réunions amicales, et que Gambetta ne chantait pas, il payait son tribut, soit par une improvisation sur un sujet littéraire, philosophique ou politique, soit par la déclamation, de mémoire, d'un chef-d'œuvre de l'éloquence française. Et Laborde rappelait, à ce propos, qu'un jour il vit Gambetta, monté et debout sur la table qui venait de servir à l'agape amicale, débiter, d'un bout à l'autre, sans en omettre un iota, de sa voix profonde et pénétrante, avec l'attitude superbe de la tête et du geste qu'il possédait déjà, et que lui ont connue plus tard tous ceux qui ont assisté à ses admirables harangues, le célèbre discours de Mirabeau *sur la banqueroute*. Il apporta, dans cette reproduction et dans cette interprétation oratoires, une telle entente, une telle pénétration du sujet et de la situation ; il se personnifia à ce point dans le grand orateur dont il était le porte-parole, qu'il communiqua à ceux qui l'écoutaient l'illusion d'une improvisation personnelle, et qu'il fit passer en eux le frisson que durent éprouver les auditeurs de Mirabeau lui-même.

Par un mouvement spontané et unanime, charmés et transportés, tous se levèrent et se précipitèrent pour donner à Gambetta l'accolade, dès qu'il descendit de sa tribune improvisée « ruisselant de sueur et magnifique encore, sous l'impression transfigurée et enflammée de son enthousiasme oratoire. »

Cela se passait en 1858 et, à plus de quarante ans de distance, Laborde s'en souvenait

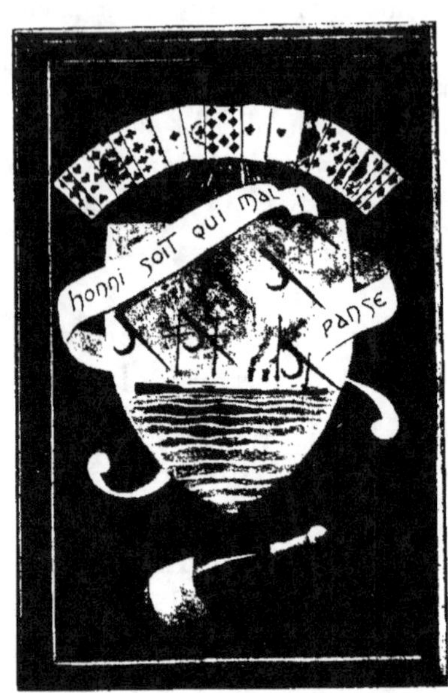

LES ARMES PARLANTES DE LA CORPORATION
(Salle de la Garde de Charité).

encore, tellement l'avait frappé cette étonnante faculté d'assimilation, jointe à une prodigieuse autant que fidèle mémoire.

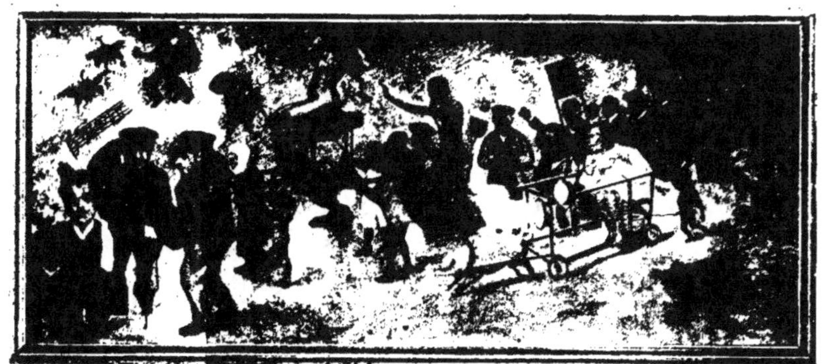

UN CHAPELET DE SOUVENIRS

LES PREMIERS ESSAIS DE LA GUILLOTINE.
COMMENT FUT CRÉÉ L'OPÉRA-BOUFFE.

L'ÉPOPÉE DE BICÊTRE

PUISQUE nous en sommes à égrener le chapelet des traditions et souvenirs qui se rattachent à Bicêtre, quelques lignes sur l'histoire de cet hospice, tour à tour maison de plaisance épiscopale, château de prince et de roi, masure abandonnée et repaire de bandits, puis hospice et prison à la fois, enfin hospice tout court, ne paraîtront peut-être pas inopportunes; aussi bien n'abuserons-nous pas de l'indulgente patience du lecteur, et nous en tiendrons-nous aux traits essentiels, sans chercher à refaire une monographie [1], sinon définitive, mais qui, du moins, n'a laissé à glaner après elle que de rares épis.

Au milieu du XIIIe siècle, les Chartreux, n'ayant pas encore de couvent à Paris, saint Louis, pour réparer cet oubli, envoya un de ses officiers offrir à leur supérieur d'en faire construire un aux frais du trésor royal. La proposition fut acceptée, on devine avec quel empressement. Peu après, les bons moines prenaient possession d'une maison appelée la *Grange aux Queux*, située dans le voisinage de Gentilly. Ils ne la conservèrent pas longtemps. Trente ans ne s'étaient pas écoulés, qu'ils l'avaient cédée à Jean de Pontys, chancelier de l'Université d'Oxford, évêque de Winchester, un des conseillers les plus écoutés d'Édouard Ier.

Chargé des intérêts de son maître à la cour de France, Jean de Pontys avait acquis à viager la Grange aux Queux, avec des terres, des vignes, des jardins et des prés, dépendant des villages d'Arcueil, de Vitry et du bourg Saint-Marcel.

Pour y établir sa résidence de campagne, le chancelier-évêque fit construire un château sur les hauteurs de Gentilly. Il y coula d'heureux jours, tant que les bonnes relations subsistèrent entre la France et l'Angleterre ; mais, lorsque les hostilités éclatèrent entre les deux pays, Philippe le Bel, qui n'était pas à reculer devant une spoliation, s'empara

(1) P. BRU, *Histoire de Bicêtre*; Paris, 1890.

des biens du légat, qui ne rentra en leur possession qu'à la signature de la paix. Dans l'acte de restitution, il fut seulement stipulé que le domaine royal conservait ses droits de reprise ; aussi, à la mort de l'évêque de Winchester, la Grange aux Queux fit retour à la couronne.

A deux reprises, le château de Bicêtre fut occupé par les Anglais. Édouard III le saccagea en 1359, et Robert Knolles, chef de bande au service de l'ennemi, y vint camper onze années plus tard.

Charles VI, le fou couronné, aurait habité Bicêtre à plusieurs reprises ; il en fit cession à son oncle, le duc Jean de Berry, moyennant beaux deniers comptés.

Le duc Jean, pillard comme tout seigneur qui se respectait, était, rendons-lui justice, un amateur d'art éclairé. Il transforma le vieux logis, en le faisant reconstruire avec le luxe de la Renaissance à son aurore.

« Rien n'était plus beau, assurent les vieux chroniqueurs, que le château de Winchester, surtout par les peintures ; on n'en avait jamais vues de si relevées et de plus excellentes dorures ; on admirait surtout les portraits de Clément VII et de plusieurs empereurs d'Orient et d'Occident et de beaucoup de rois et princes français ; les plus habiles experts du temps disaient qu'on n'en pouvait trouver de pareils ni de mieux faits et, *chose peu commune, les fenêtres étaient garnies de châssis en vitre.* »

Au commencement de la querelle des Bourguignons et des Armagnacs, qui suivit l'assassinat de Louis d'Orléans, poignardé rue Barbette par les sicaires de son cousin Jean sans Peur, les princes du sang levèrent une armée de dix mille hommes, qui vinrent camper autour du château de Bicêtre, pour, de là, marcher sur la capitale. Mais, avant d'en venir aux mains, une trêve fut conclue entre les belligérants : cette trêve, de courte durée, porte dans l'histoire le nom de *trahison de Winchester*; elle fut suivie de près de la reprise des hostilités.

Au mépris de la parole donnée, Jean sans Peur rentrait dans Paris, en nommait gouverneur le comte de Saint-Pol, qui ordonnait la levée d'une milice, que les principaux bouchers, entre autres Caboche, écorcheur à la boucherie de l'Hôtel-Dieu, et un *chirurgien*, Jean de Troyes, furent chargés d'organiser.

Furieux d'avoir été dupés, les Armagnacs mirent le feu à la maison de campagne que Pierre des Essarts possédait à Bagnolet; par voie de représailles, les Cabochiens allèrent enfoncer les portes du château du duc de Berry, qu'ils incendièrent après l'avoir mis à sac. Le feu détruisit entièrement ce monument, dont il ne resta que les murailles nues et deux chambres décorées de mosaïques.

A partir de cette époque, Winchester servit de retraite aux hiboux et de repaire aux brigands qui infestaient la contrée. Une troupe d'archers fut envoyée pour mettre fin à leurs rapines et déloger ces hôtes incommodes. Ces parages étaient si mal famés, que le mot *bissestre*, corruption de Winchester, fut introduit dans la langue, pour signifier tantôt un malheur, tantôt un diable, pour tout dire, un homme toujours prêt à une méchante besogne.

Brûlons les étapes et arrivons au règne de Louis XIII. A l'instigation du cardinal-ministre dont il recevait les inspirations, ce monarque eut la pensée de fonder un hôpital pour les victimes de la guerre. Un immense emplacement était nécessaire : aucun ne pouvait mieux convenir à la destination qu'on se proposait, que celui de Bicêtre ; aussi fut-il décidé que la *Commanderie de Saint-Louis*, instituée par l'édit royal de novembre 1633, pour les gentilshommes et soldats estropiés à la guerre, y serait installée. L'architecte Lemercier fut chargé de faire disparaître les ruines qui subsistaient encore, et de construire un bâtiment assez vaste pour contenir plusieurs centaines de militaires invalides.

Après avoir servi temporairement d'asile aux Enfants-Trouvés, qu'une épidémie meurtrière obligea de transporter ailleurs ; puis, après avoir été occupé à maintes reprises par les Frondeurs, qui y commirent maintes déprédations et essayèrent d'entraîner à la révolte les vieux soldats qui y étaient renfermés, Bicêtre fut converti en succursale de l'Hôpital Général ; il devint dès lors l'asile de tous les vices, de toutes les infortunes. Pêle-mêle y furent entassés des vieillards et des enfants, des vagabonds et des convalescents, des paralytiques et des boiteux, des fous et des galeux, des teigneux et des scrofuleux, des cancéreux et des vénériens.

Le traitement que subissaient ces derniers consistait en frictions répétées; un « frotteur » était spécialement chargé de les administrer, et les malades qui revenaient plusieurs fois à l'hôpital étaient désignés sous le sobriquet de *chevaux de la casserole*, du nom du vase dans lequel on mettait la pommade mercurielle.

La fustigation était appliquée aux syphilitiques, tout comme aux prisonniers indisciplinés ou rebelles, car sous le Grand Roi, Bicêtre servit de prison.

Il n'y avait pas moins de quatre prisons distinctes : la Force, les Cabanons, les Cachots et la Correction. On n'y enferma pas seulement pour délit de mendicité et de vagabondage ; on y envoya les individus soupçonnés d'avoir trempé dans les affaires de poison et de sorcellerie. Dans ce milieu hétérogène étaient confondus les voleurs et les faux-monnayeurs, les libertins et les ... libraires. En parcourant les Archives de la Bastille, on trouve souvent cette mention : « renvoyé à Bicêtre pour vente clandestine du « Portier des Chartreux. » « Que de gens, observe le Dr Émile Richard, ce maudit roman de Gervaise de Latouche a fait emprisonner ! »

Dans les cabanons, on plaçait les individus condamnés à perpétuité ou à une peine d'assez longue durée. Les jeunes gens qui avaient manifesté des penchants vicieux y étaient enfermés, sur la demande de leurs familles.

Ce qui faisait l'horreur des cabanons, ce

n'était pas tant leur étroitesse et leur obscurité, que l'isolement presque absolu auquel les détenus étaient soumis.

Les cellules n'ayant ni poële ni cheminée, beaucoup de ceux qui y étaient enfermés succombèrent au froid. Quant aux cachots, c'étaient d'immenses culs de basse-fosse, dont un étroit soupirail était l'unique moyen d'aérage. Trois chaînes, fixées dans le mur, servaient à enchaîner les criminels.

A la Correction, étaient placés les enfants de moins de quinze ans, qu'on y laissait jusqu'à leur majorité. Les enfants de la Correction ne furent pas épargnés par les massacreurs de Septembre. Sur cinquante-cinq détenus, trente-trois furent les victimes de ces fauves déchaînés; l'un d'eux n'avait pas encore dix ans; il ressemblait, écrivait cinquante ans plus tard un témoin de cette scène, à « un ange endormi ». Le chiffre total des tués, dans les deux journées des 3 et 4 septembre, aurait été, à Bicêtre, d'après les évaluations les plus modérées, de cent soixante-douze.

Puisqu'il est question des excès de la Révolution, c'est le moment de rappeler qu'à Bicêtre eut lieu l'essai de la guillotine, sur trois cadavres livrés par l'administration des hospices : deux prisonniers et une « femme gâtée ». L'expérience se fit le 17 avril 1792, à sept heures du matin, en présence des employés supérieurs de la maison; des médecins Pinel, Cabanis, Louis, Cullerier et Guillotin; du procureur-syndic de la commune; d'une foule de notabilités de l'Assemblée Nationale; des membres du Conseil des hospices, etc. Le bourreau et ses aides couchèrent un cadavre entre les deux bras de la machine, la face tournée vers le plancher. Au signal donné par l'un des ouvriers, Sanson pressa le bouton qui retenait la corde : le couperet, fort de son poids, glissa rapidement entre les coulisses et sépara la tête du tronc « avec la vitesse du regard », selon l'expression de Cabanis. Les os furent tranchés net. Deux autres essais eurent un résultat non moins satisfaisant.

Un an après, on essayait à Bicêtre une guillotine perfectionnée, une machine à neuf tranchants, qu'un certain Guillot, mécanicien, avait proposée au Comité de Salut public ; l'épreuve ne réussit pas ; quant à l'inventeur, il fut décapité quelques mois plus tard, pour avoir fabriqué de faux assignats, par la guillotine à un seul couteau.

Triste retour des choses d'ici-bas, c'est à l'endroit où eurent lieu les expériences dont il vient d'être parlé, que les internes, aujourd'hui, prennent leur repas à la belle saison. Les cellules des prisonniers sont devenues les chambres des internes ; autrefois tristes et sombres, elles sont, à l'heure actuelle, peintes entièrement chacune d'une couleur différente et combien criarde ! L'une est du plus beau jaune d'œuf ; une autre vous plonge en plein azur ; tandis qu'à côté, l'artiste semble avoir trempé sa palette dans un extrait concentré de verte laitue. Mais la plus curieuse des chambres-cellules est celle où règne « l'Éternel Printemps » : il s'agit d'un tableau. Vous en dire le sujet ? Représentez-vous seulement deux bacchantes à leurs ébats, adaptant à la circonstance le mot de Louis XV : *Après nous, la fin du monde !...*

Voilà tout ce qui reste de l'antique château de Bicêtre, de la résidence de l'évêque de Winchester, du manoir seigneurial du duc artiste qui le restaura !

L'été, quand les internes dînent dans la cour attenante, à leur salle de garde, cour transformée maintenant en jardin, ils oublient ou ne daignent savoir qu'elle s'appela jadis la *Cour des fers* : c'est là, en effet, qu'encore au début du XIXe siècle, il était procédé au « ferrage » et à la formation de la chaîne des forçats.

La première chaîne qui partit de Bicêtre fut celle du mois d'avril 1796. Ces départs étaient un événement, comme nous dirions aujourd'hui, *bien parisien*. Les badauds s'y rendaient, ainsi que, de nos jours, ils vont à une exécution capitale.

« Dès que le jour du ferrement des forçats était connu, écrit M. PAUL BRU, les cabarets du voisinage s'emplissaient de monde et, contraste effrayant, bizarrerie de la nature humaine, tandis que des malheureux souffraient à deux pas, une foule considérable s'amusait, riait, chantait. On sablait le champagne jusqu'à l'heure de l'ouverture de la prison. C'était un tableau affreux et déchirant, le ferrage ! »

La dernière chaîne sortie de Bicêtre se mit en route le 19 octobre 1836. On la fit partir le soir, aux flambeaux, pour éviter les manifestations ; depuis, la chaîne a été remplacée par les voitures cellulaires.

Les noms des plus sinistres célébrités du bagne se retrouvaient encore, il y a quelques années, gravés sur les murs de ce qui restait des cachots de l'ancien Bicêtre. Dans *Le Dernier Jour d'un Condamné*, V. Hugo fait découvrir, par son héros, les inscriptions suivantes, dans le cachot où il est enfermé : *Amour pour la vie !* (le malheureux ne prenait pas un engagement pour longtemps). A côté, une espèce de chapeau à trois cornes, avec une petite figure grossièrement dessinée et au-dessous ces mots : *Vive l'Empereur, 1824.* Encore des cœurs enflammés et cette inscription caractéristique dans une prison : *J'aime et j'adore Mathieu Dauvin.* Signé : Jacques. Sur le mur opposé, on lit ce nom : Papavoine ! Le *P* majuscule est brodé d'arabesques et enjolivé avec soin.

Dauvin, Papavoine, Poulain, Castaing ont été les hôtes de ces lieux. Castaing était ce médecin qui déshonora la corporation et qui expia sur l'échafaud son horrible crime.

Lacenaire, Avril habitèrent les cachots de Bicêtre. Et aussi, quelques martyrs de leur foi politique : tels Georges Cadoudal et ses huit complices, les quatre sergents de La Rochelle, et combien d'autres !

Humus fécond de l'histoire : fumier dessous, fleurs dessus ; en haut, les salles où tant de jeunes gens célèbrent la joie de vivre ; en bas, les sombres cachots où ont traîné la misère de leurs derniers jours de tristes déchets d'humanité.

Comme dans les cachots, des noms sont gravés sur les murs de la salle de garde, mais ceux-là appartiennent à l'avenir, radieux d'espérance : Pasteur-Vallery-Radot, Claude, Duter, Tartois !... Dès l'entrée, une inscription, un philosophique calembour, vous avertit que vous pénétrez dans une atmosphère bien moderne : *Être ou Bis-Être*. Dans les couloirs environnants, il ne manque pas cependant d'allusions aux souvenirs d'antan ; les murs sont mouchetés de larmes, d'ossements, de têtes de morts : c'est comme une nargue à la Camarde. Avant de quitter Bicêtre, faisons connaître une particularité assez généralement ignorée : c'est dans cette hospitalière maison que naquit l'opérette, ou, pour mieux dire, l'opéra-bouffe.

L'inventeur du genre illustré par Offenbach fut, en réalité, un organiste de Bicêtre, Florimond Ronger, qui, sous le pseudonyme d'Hervé, a mis au jour quantité de folles élucubrations, qui lui ont valu le surnom bien justifié du « Compositeur toqué ».

Né à Houdain, près d'Arras, d'un père, brave Pandore, et d'une mère d'origine espagnole, le jeune Florimond avait entendu, étant enfant, sa mère lui chanter des séguedilles, au refrain desquelles il s'était souvent endormi, le sourire aux lèvres. Est-ce pour ce motif que, de bonne heure, il montra des dispositions pour la musique ? Cette supposition a du moins pour elle la vraisemblance. Toujours est-il qu'il entrait, à peine enfilée sa première culotte, à la maîtrise de Saint-Roch, où son talent musical ne tardait pas à se révéler.

Quelques années plus tard, l'organiste de Bicêtre ayant brusquement passé de vie à trépas,

Florimond sollicitait sa place et l'obtenait sans coup férir. Après audition, il fut engagé aux fabuleux appointements de 12 francs 50 par mois, plus la nourriture : c'était le Pactole !

Quand, en 1840, le Docteur Leuret conçut le projet de fonder une bibliothèque pour la distraction

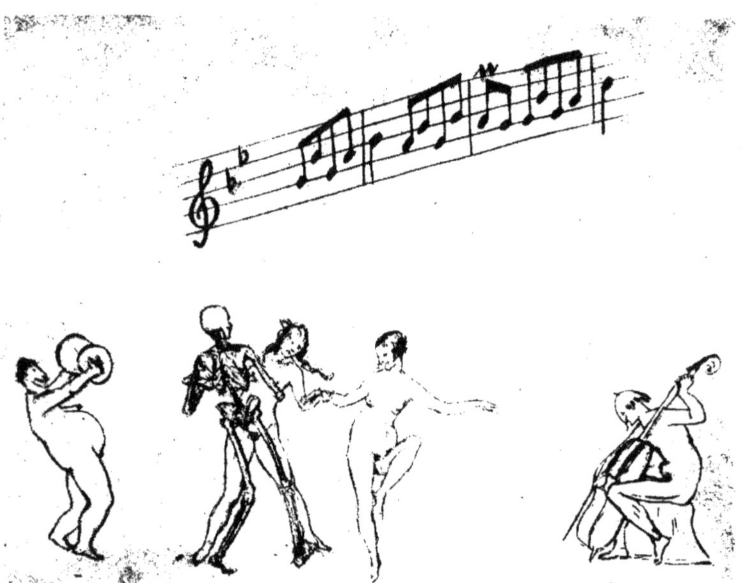

"Danse Macabre", par A. Keim (Salle de Garde de Tenon).

des malades, un des premiers livres qu'il mit entre leurs mains fut un *Recueil de chants*, réunissant des fragments des auteurs les plus réputés, Racine, Lamartine, V. Hugo, Béranger, Casimir Delavigne, mis en musique par des compositeurs de renom, tels que Grétry, Méhul, et… Florimond Ronger !

L'adaptation musicale des deux pièces *le Pouvoir de la Musique,* traduit de l'allemand, et *le Joueur de Luth,* paroles de Berquin, est due à l'auteur de *l'Œil Crevé.* Consignons, en passant, que la donnée de *l'Œil Crevé* avait été fournie par... Ricord !

Hervé a lui-même conté comment l'idée lui vint de mettre la folie à la scène, pour en tirer les effets les plus drôlatiques. Un jour, rencontrant un aliéné dans les cours de Bicêtre, il l'interroge : « Comment vous nommez-vous, mon ami ? — Moi, je m'appelle fromage de Gruyère ». Alors Hervé de reprendre : « Cela ne m'étonne plus que vous transpiriez, par la chaleur terrible qu'il fait. »

« Les fous, se plaisait à dire Hervé, ne sont pas les incohérents que l'on croit ; il y a dans leurs discours une logique subtile, qui est très déconcertante au premier abord pour les gens de bon sens, mais dont on retrouve aisément le fil, quand on veut bien s'en donner la peine. C'est un fou par qui j'ai entendu répondre à quelqu'un qui lui offrait de s'asseoir : « Merci, je n'ai pas soif ». Vous ne vous doutez pas du nombre de coq-à-l'âne que j'ai ainsi recueillis et notés dans ma mémoire, et que j'ai ensuite transportés au théâtre. Du reste, une fois qu'on possède le secret de ces ruptures de liaison entre les idées ou les images, les coq-à-l'âne jaillissent spontanément du dialogue : *cela tourne au procédé.* »

En tant que compositeur, Hervé était très estimé, même de maîtres en la matière. Auber disait de lui ce que Boileau disait de Regnard : « Il n'est pas médiocrement gai ». Sa gaieté était, de son propre aveu, « fébrile, nerveuse, un peu maladive, mais contagieuse comme la folie ». Sa production fut considérable et, à sa mort, on trouva tout un amas —

Pélion sur Ossa ! — de partitions inédites et de mélodies inconnues. A quoi bon citer des titres ? Ils sont trop. Il nous suffira de faire observer que Hervé, qui n'oubliait pas ses débuts, mit souvent la médecine et les médecins à la scène. La chanson de l'épilepsie et la leçon d'anatomie du *Petit Faust* sont, à coup sûr, des réminiscences de Bicêtre.

C'est également à Bicêtre que furent composées les *Chansons* connues, d'ailleurs, sous le nom de *Chansons de Bicêtre :* l'une, attribuée à tort à Broca, et qui est d'Alphonse Bezançon, interne de la promotion 1845 ; c'est celle qui contient le refrain fameux :

« On ne peut pas... être toujours gaillard !... »

Quant à la *Nouvelle Chanson de Bicêtre*, elle fut troussée à un Concours de l'Internat, par un interne titulaire, pendant que les provisoires étaient allés Avenue Victoria rédiger leur copie sur « le creux poplité et la gangrène sénile ». Le jovial chansonnier s'appelle aujourd'hui le professeur A.....

C'est aussi un de nos agrégés de chirurgie, M. J. L. Faure, qui rima, au printemps de la vie, cette *Épopée de Bicêtre,* dont il aurait tort de désavouer la paternité, car il s'y révéla poète, et non poète de courte haleine, comme on en va juger :

Aux portes de Paris, loin de son ciel fumeux,
Quel est donc, se dressant sur l'horizon brumeux,
Ce mur cyclopéen troué de meurtrières,
Où dans l'ombre parfois s'accrochent des lumières,

Et qui, lorsque le soir descend du haut des cieux,
Comme un sphinx de granit, morne et silencieux,
Soulevant fièrement sa tête surhumaine,
De toute sa hauteur semble écraser la plaine,
Et, par-dessus Paris couché dans sa splendeur,
Dresse son front géant devant le Sacré-Cœur ?

. . . .

Là, quand le soleil brille au haut des cieux limpides,
Erre éternellement un peuple d'invalides,
Qui, courbés vers la terre et pleurant sur leur sort,
Cherchent un peu de vie en attendant la mort.

Oh ! combien d'éclopés, combien d'hémiplégiques,
D'aveugles, de perclus et de paralytiques,
Combien de ramollis, de déments, de gâteux,
De sourds, de culs-de-jatte et d'athéromateux,
Tous vieux et décrépits, chétifs et lamentables,
Viennent traîner ici quelques jours misérables ;
Et tous ces malheureux, tous ces déshérités,
Promenant leurs douleurs et leurs infirmités,
N'étalent à nos yeux que de hideux spectacles !

. . . .

Est-ce une cour d'hospice ou la Cour des Miracles ?

Hémiplégiques, paralytiques, tabétiques, tous
défilent sous nos regards terrifiés.

Mais quelle est cette porte ouverte devant nous ?
C'est le seuil désolé de la maison des fous.
. . . . La froide Sibérie,
Les salles des mourants et tous ces lieux maudits

Auprès de cet enfer étaient des paradis !

Cet homme jeune encor, dont la parole lente
Trébuche à chaque pas, et dont la voix tremblante
Ainsi qu'à des écueils se heurte à tous les mots,
C'est le paralytique aux troubles généraux.

Le toqué, qui là-bas marche en gesticulant,
Est un alcoolique.

Puis s'avancent le mélancolique, le persécuté, qui devient si facilement persécuteur.

Ici sont renfermés les fous dangereux, les fous dont on a peur,

Qui pourtant comme nous sentent bondir leur cœur
Et bouillonner leur sang contre cet esclavage
Et qui tournent ainsi que des tigres en cage.

Pour qui ces demeures somptueuses, ces dortoirs spacieux, ces pavillons coquets et clairs ?

— Pour qui ? Pour les crétins, pour les épileptiques,
Les petits idiots, imbéciles, gâteux,
Pour tous ceux dont le crâne est vide ou monstrueux !

Mais quittons ces lieux où se devrait lire l'inscription du Dante : *Lasciate ogni speranza,* et suivons notre guide où il nous veut bien conduire :

Dans un couloir obscur, au profane interdit,
Où l'on doit allumer le gaz en plein midi,
S'ouvre une porte basse, étroite et chancelante,
Qui, sur ses gonds rouillés, oscille et se lamente.
Derrière elle on découvre un affreux cabanon,

Un cachot ténébreux, un galetas sans nom,
Un in-pace lugubre, un cul de basse-fosse,
Une oubliette sombre, épouvantable, atroce,
Deux soupiraux étroits, par où filtre un peu d'air,
Mettent un jour douteux au fond de cet enfer,
Et lorsqu'on veut entrer dans ce réduit sauvage,
Dans ce trou noir, pareil aux cachots d'un autre âge,
On fléchit les genoux et l'on courbe le front,
De peur, en se dressant, de heurter le plafond !
Et cependant, malgré cette horreur sans pareille,
Cet aspect repoussant, quand on prête l'oreille,
On entend bien souvent de francs rires joyeux
Sortir de ce caveau, qui semble aimé des dieux ;
Et jamais en ce lieu l'ennui ne se hasarde,
Car ce taudis sans nom, c'est la Salle de Garde !

Là on rit, on s'amuse et l'on chante.

On fait des calembours, le plus souvent mauvais,
. . . . On cultive avec art des microbes funestes ;
On s'emplit le cerveau de livres indigestes ;
On travaille souvent, et l'on n'est pas moins gai.
. . . Étant à l'hôpital, on pratique à son aise
Une hospitalité tout à fait écossaise.
On ouvre galamment la porte, nuit et jour,
A toutes les beautés qui donnent leur amour.

Mais où serions-nous donc ? Ne l'avez-vous pas deviné ?

Eh bien : nous sommes à Bicêtre

. . . .

Asile où quelque jour nous trouverons peut-être
Un lit pour y mourir !

Nous ne donnons que des extraits de ce poème, un éditeur avisé ayant eu l'idée heureuse de nous le conserver dans son intégralité [1].

(1) Jean-Louis FAURE : *L'Épopée de Bicêtre*. Nouvelle édition. Paris, aux bureaux du *Rictus*, 40, rue Saint-André-des-Arts.

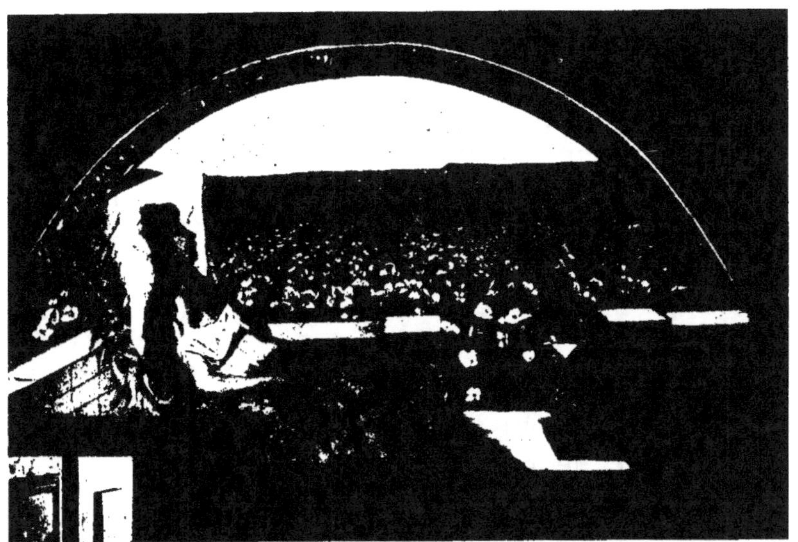

« L'Opium », par Isaac d'Hatis (Salle de Garde de la Charité).

CHAPITRE IV

L'ART ET LES ARTISTES
A LA SALLE DE GARDE

LE MUSÉE DE LA CHARITÉ

« Entre l'artiste et le médecin, écrit un de nos plus notoires *essayistes*, il doit y avoir alliance parfaite. Si le premier a pour mission de révéler les beautés de la vie, le second veut pénétrer le mécanisme dont le fonctionnement normal crée cette beauté. »

Que de médecins manient l'ébauchoir ou le pinceau, avec un talent ou une maîtrise qui les classe fort au-dessus de ceux qu'on accable de la dédaigneuse épithète d'*amateurs!* Sans vouloir réveiller une vieille querelle, nous pouvons bien dire qu'il n'est jamais inutile à l'artiste de posséder les éléments de l'anatomie et de la physiologie, tant pour la connaissance des formes que pour celle de l'action et du mouvement.

Si, en peinture, où tout est illusion, ces connaissances sont à peu près superflues, il n'en saurait être de même en sculpture, où il devient utile d'étudier les rapports de chaque muscle, de chaque os, de chaque tendon, les creux et les reliefs, de connaître, en un mot, tous les accidents de la configuration humaine. Ces brèves considérations suffiront à justifier la prétention de notre science à porter des jugements sur des productions qui sembleraient, à première vue, devoir échapper à sa juridiction.

Nous n'irons pas jusqu'à dire que des notions anatomiques, physiologiques ou pathologiques soient indispensables au sculpteur ou au peintre; mais ils se garderont d'erreurs choquantes, de déformations grossières, en consultant les savants, surtout si ceux-ci sont doués de ce sentiment esthétique, qu'ils ont bien

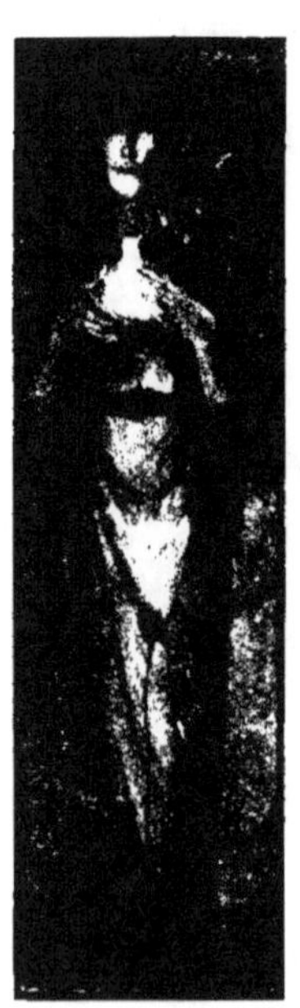

"Le Chloroforme"
par Isaac d'Hatis
(Salle de Garde
de la Charité).

le droit de partager avec tout homme de moyenne culture.

Au demeurant, sans parler d'autorité plus ou moins légitime, de compétence plus ou moins reconnue, constatons que médecins et rapins ont de nombreux points d'affinité ; et que, loin d'être indifférents les uns aux autres, volontiers ils se recherchent. Nous n'en produirons d'autre preuve que les nombreuses peintures, dont sont bariolés les murs de nos salles de garde.

De tout temps, on accueillit à la table hospitalière ces frères en Apollon puisque ce dieu, ai-je à vous l'apprendre, exerçait son pouvoir sur les arts comme sur la médecine.

Ainsi vit-on jadis le délicieux Willette, ce petit-fils de Watteau, qui fait revivre les grâces mignardes du siècle galant, fréquenter Issy et Lariboisière. L'âpre réaliste Toulouse-Lautrec avait son couvert mis à Saint-Louis ; tout comme Bellery-Desfontaines avait installé son atelier à la Charité.

C'est en 1890 que, sur l'initiative des internes, la nouvelle salle de garde de cet hôpital fut « livrée » aux décorateurs. Les signataires des fresques que nous allons passer en revue étaient quatre des meilleurs élèves de Jean-Paul Laurens, le prestigieux évocateur des drames de l'histoire.

L'ensemble décoratif dont nous entreprenons la description est constitué par quatre panneaux, de forme hémicylindrique, d'une série de fantaisies, et de portraits de sommités médicales.

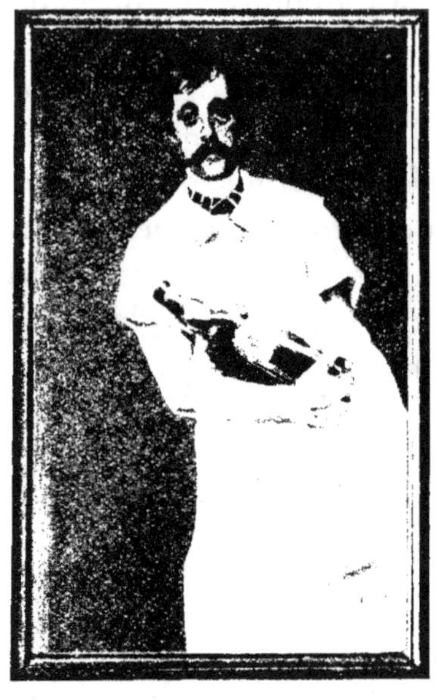

Deux de ces grandes compositions ont occupé une place, et des plus honorables, à l'un de nos salons annuels. Une des plus remarquées fut celle qui porte la signature de Bellery-Desfontaines, un peintre borgne, entre parenthèse, précocement disparu il y a quelques années.

Le sujet qu'il a traité l'est avec simplicité, mais avec un souci du *réel* dans les moindres détails. Il représente la « contre-visite ».

On se sent dans l'atmosphère reposante d'une salle d'hôpital moderne. Tout est plongé dans une morne tranquillité ; deux lointaines silhouettes de malades se meuvent doucement dans l'enveloppe de lumière d'un tiède soleil de printemps, qui lèche les encadrements des fenêtres. Le personnage qui ausculte la malade est l'interne Binot.

Dans l'*Intérieur de laboratoire,* d'Ollivié Bon, les deux bourreaux occupés à « vivisecter » un malheureux lapin, garrotté par les quatre pattes, sont actuellement deux de nos personnalités médicales les plus en vue : le Dr Cazin, alors interne du professeur Simon Duplay, l'authentique descendant du menuisier Duplay, chez qui Robespierre trouva asile avant Thermidor; et le docteur Claisse, médecin-chef du service de l'ex-doyen Brouardel.

La table, sur laquelle se trouve l'inoffensif animal qu'on se dispose à martyriser, est pleine à déborder de fioles de toutes couleurs, d'instruments de toutes formes. Les opérateurs paraissent, selon une expression peu académique, mais bien en situation, très « actionnés », autrement dit tout à leur besogne.

Le troisième panneau, d'une note franchement allégorique, est dû à M. Isaac d'Hatis.

Au premier plan, une jeune et gracieuse femme, calmée par le narcotique qui vient de lui être administré, dort un sommeil réparateur. Ses cheveux, dénoués et flottants, encadrent sa jolie et pâle figure, aux traits amenuisés. Dans le loin-tain, s'étend un champ de pavots, où une autre femme est fort occupée à faire sa cueillette. Le tout, comme embué d'une vapeur grise, donne à la composition un charme exquis.

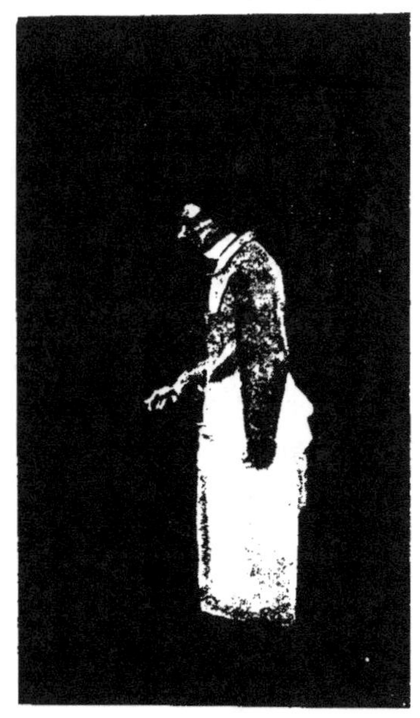

Encore de M. Isaac, ce panneau d'un symbolisme non moins accusé que le précédent: une femme, enve-loppée de longs voiles, un hibou perché sur ses épaules, respire, hume avec délices le contenu d'un flacon de chloroforme. Nous tenons d'un renseigné que cette bizarre production figura au salon de la *Rose-Croix*, ce qui n'est pas pour nous surprendre.

La quatrième des quatre fresques a — bizarre coïncidence ! — pour auteur M. Quatre, qui nous montre, dans la cour de la Charité, des malades en convalescence, se promenant, jouant aux cartes, ou conversant entre eux.

Mais les frises ne sont pas seules décorées; sur les boiseries des panneaux, la caricature a marqué sa place, mêlant, comme le dit un chroniqueur qui connaît ses classiques, le grave au doux, le plaisant au sévère.

Ici l'interne d'accouchements, notre ami Chavane, est portraicturé, les deux branches d'un forceps en guise de jambes; à côté, le *ventripotent* Dufournier part d'un pas allègre pour une destination inconnue.

Qui voit-on juché au sommet de ce pyramidal microscope ? Un interne de la promotion de 1892, Raoult, actuellement praticien de distinction dans une lointaine province.

Qui s'élance, tel un diable d'une boîte à surprises, d'un énorme pâté, en brandissant triomphalement le numéro I ? Le chirurgien Pauchet, d'Amiens, une de nos lames les plus affilées, qui venait d'arriver premier au concours de l'internat.

Quel est ce personnage à la figure glabre, qui semble se sentir trop à l'aise dans un pardessus qui lui recouvre jusqu'aux chevilles? Quel tailleur lui a si généreusement prodigué l'étoffe? Un écriteau, suspendu au-dessus de sa tête, nous donne l'adresse du fournisseur : ne voyons là qu'une satire inoffensive contre celui qui en fut l'objet et qui est devenu, depuis, un de nos plus habiles laryngologistes.

Et celui-ci, dont les muscles de l'avant-bras sont atrophiés, dont les mains révèlent une paralysie des extenseurs, nous en voudra-t-il de le nommer? L'excellent Chipault nous a trop habitués à son indulgence, pour que nous hésitions un seul instant à le dévoiler.

Voici un panneau où figure François, le mari de la cuisinière des internes ; Bellery-Desfontaines, peint par lui-même en train de peindre ; l'agrégé d'accouchements Brindeau, regonflant le pneu de sa bicyclette.

Sur un autre panneau, sont représentés : le Dr Cazin, « long comme un jour sans pain », diraient les commères ; et non loin derrière lui, le Dr Braquehaye.

Qui pourchasse, une pancarte à la main, infirmiers et infirmières, mettant en fuite jusqu'au directeur? Gustave Papillon, alors interne du professeur Potain.

Un trio sympathique est groupé sous cette appellation peu flatteuse : *Musée des horreurs;* il représente MM. Coquelet (Coq - laid), Albert Mouchet, devenu chirurgien des hôpitaux, et Gouget, agrégé et médecin des hôpitaux.

Désormais, nous citerons, sans ordre, Jean Dherbecourt, « ou le parfait économe de 97 » ; Richerolle, « de Chaint-Flour », maniant avec maëstria la poêle à marrons ; Rebreyend, qui dirigea une ambulance dans les Balkans, et qui ne brillait pas, étant interne, par un langage des plus châtiés ; Laroche, de Périgueux, qui a quitté

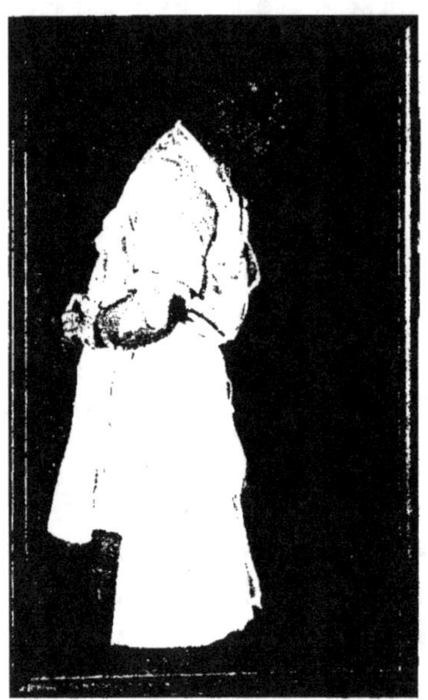

la carrière médicale, pour embrasser celle des armes ; l'interne-accoucheur Basset, en prêtre assyrien ; le plus élégant des gentlemen, le dandy des dandys, l'électrothérapeute Zimmern ; le champion du plateau central, le fort des forts, Souligoux ; Gestand, en « ouverrerier » plombier, qui n'a pas oublié sa bouteille.

Plusieurs de ces compositions ont leur histoire, parfois quelque peu scandaleuse ; mais pourquoi réveiller les cendres d'un passé dont la cendre a pâli ?

« Honni soit qui mal i panse », comme il est inscrit sur une bannière conservée dans cette salle de garde, si riche en fantaisies picturales, mais qui contient aussi des médaillons, des portraits, d'ailleurs très ressemblants, de nos maîtres les plus estimés.

Combien en reste-t-il de ceux dont les traits sont « là peints » ? Desnos, Duplay, Budin, Tillaux, Constantin Paul, Cornil, Bouchard, sont allés où voltigent les ombres...

Un médaillon vide devait renfermer le portrait de Brouardel ; mais, comme en raison de ses fonctions décanales et de ses occupations multiples, il ne put jamais trouver le loisir de « poser », il fut remplacé par Tillaux, dont la bonne face, pleine et réjouie, nous est toujours présente.

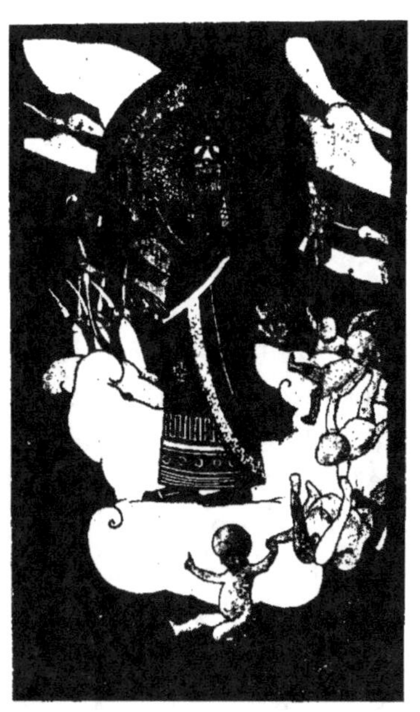

Avons-nous tout dit ? Pas encore.

Postérieurement à 1892, le musée de la Charité s'enrichissait de compositions nouvelles, dues, celles-ci encore, à l'infatigable Bellery-Desfontaines. La Salle de Garde, n'ayant plus de panneau vide où pût s'exercer la verve intarissable de l'artiste, Bellery-Desfontaines dut se résigner à peinturlurer une petite salle annexe, dont le mobilier plutôt sommaire, consistait en un lit et un piano.

Ce sont des portraits-charges, qui nous restituent au naturel les traits de maints confrères arrivés à la notoriété, ou en passe de la conquérir. Nous reconnaissons là le soi-disant « chahuteur » Brodier, qui était, au contraire, le plus paisible et le moins bruyant des hommes ; le fils Chéron, au front olympien, fredonnant quelque ariette ou se remémorant quelque symphonie, car il n'est mélomane plus passionné ; enfin, notre vieux camarade Sée (Marcel), fils de Marc, lequel gravit jusqu'à sa mort, avec toute la vivacité d'un jeune homme, bien qu'alors octogénaire, très régulièrement tous les mardis, les degrés qui accédaient à la salle des pas-perdus de l'Académie de la rue Bonaparte.

Au présent gardons-nous de sacrifier le passé. Si nous avons été heureux de rendre hommage au talent des artistes, nos contemporains, nous ne commettrons pas l'injustice de passer sous silence leurs aînés, alors surtout que ceux-ci se nomment : Gustave Doré, Harpignies, Stéphane Baron, Feyen, etc., tous noms glorieux, dont l'art français justement s'enorgueillit. Les internes de la Charité d'alors — on était en 1859 — qui, comme leurs successeurs, aimaient l'art et ses servants, accueillaient souvent à la Salle de Garde, en même temps que des poètes et des musiciens, des sculpteurs et des peintres, qui payaient leur écot avec la seule monnaie qu'ils avaient à revendre : de la gaieté et de l'esprit.

Les peintres, qui étaient la majorité, prirent la résolution d'orner le lieu où se tenaient les agapes familiales, et trois mois ne s'étaient pas écoulés, après que cette décision eût été solennellement prise, qu'on pouvait lire sur l'un des murs de la Salle de

Garde cette inscription, destinée à passer à la postérité la plus reculée :

Cette Salle de Garde a été décorée par

MM. Achard, Stéphane Baron, Gustave Doré,
Droz, Hippolyte Fauvel, Feyen, Flahault,
Doulongne, Français, Gassies,
Ed. Guet, J.-L. Hamon, Harpignies,
Nazon, Vernier, Axenfeld, *peintres*, 1859
Gillon, *architecte.*
Pendant l'internat de MM. Ball, G. Beaumetz,
A. Descroizilles, A. Després,
Ch. Fauvel, Guerlain, Jouon, Pierreson, J. Simon.

Cette Salle de Garde, restée fameuse dans les annales de l'internat, a eu son aède. On peut

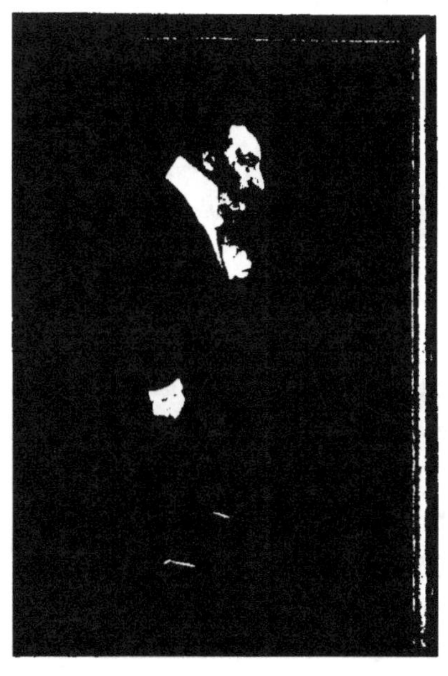

le nommer sans risque, puisque, hélas! il nous a pour toujours quittés, laissant d'unanimes regrets : le docteur Motet, qui commit ce péché de jeunesse, tout en étant un médecin légiste d'une conscience impeccable, fut un lettré de bonne race.

Or donc, suivant la version imaginée par Motet, Apollon et les Muses ont enfourché

Pégase, afin de courir la pré-
tentaine, incognito, dans cette
bonne ville de Lutèce, dont ils
ont tant ouï parler.

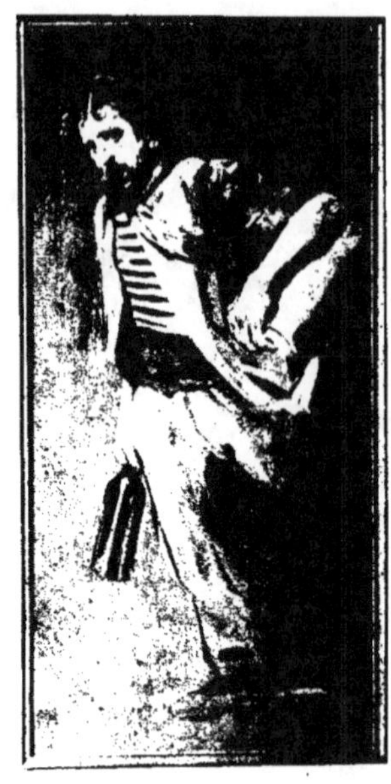

La bande joyeuse, lon-
geant les rives fleuries que la
Seine arrose, s'arrête un instant devant l'Institut, mais ne
tarde pas à s'éloigner de ce lieu
sacro-saint, dont les murs suin-
tent l'ennui.

L'Académie de médecine
est proche. Si l'on y pénétrait,
propose Thalie. Apollon, soup-
çonnant quelque tour malicieux
de la part de la Muse de la satire, lui réplique,
un peu piqué :

Je fus trop souvent maltraité,
Dans cet endroit, par mes confrères.
Je ne veux plus, par dignité,
Intervenir dans leurs affaires.

Tous se rendent à cet argument et la troupe
convient avec ensemble de se diriger vers l'hôpital
de la Charité, dont la Salle de Garde renferme,
dit-on, des merveilles. Mais à peine y sont-
elles entrées, que les Muses rompent le touchant
accord qui les a unies jusque-là. Tandis qu'Erato
entendait

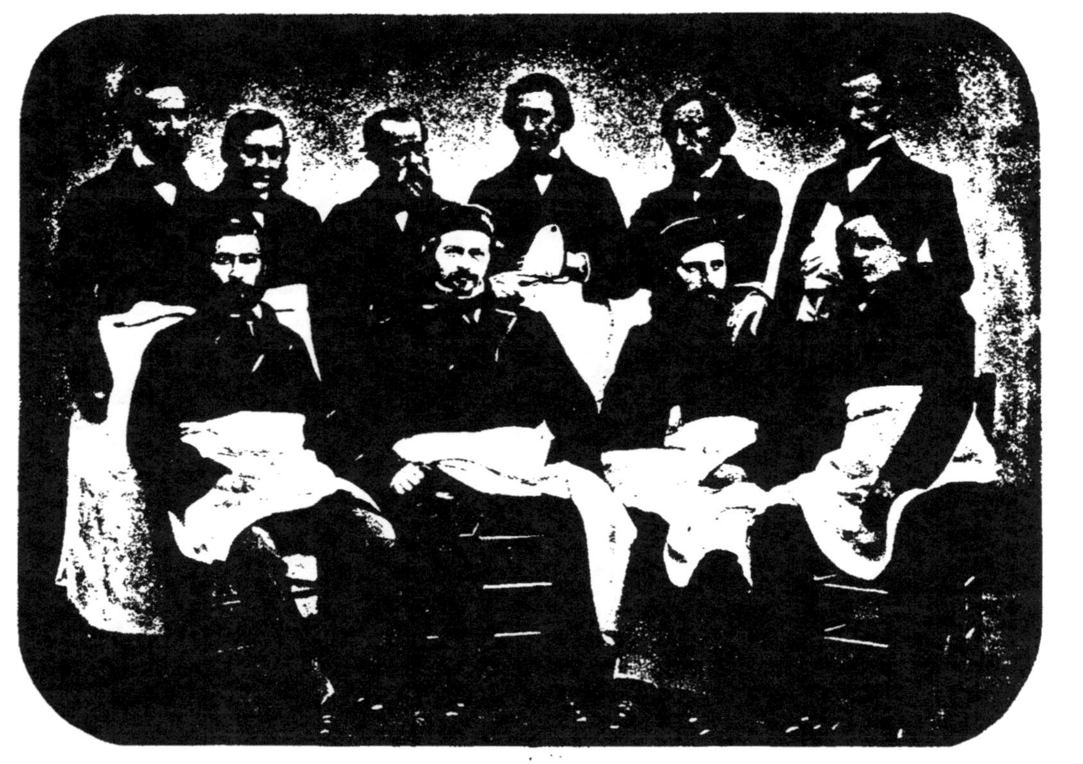

Les Internes en Médecine de la Charité, d'après une photographie de l'Époque.
(MM. Descroizilles, Fauvel, Hardy, Bricheteau, Coulomb).

> *Des internes un peu volages*
> *Changer et le cœur et l'esprit,*
> *En les rendant beaucoup plus sages;*
> *Les blâmer de leur inconstance,*
> *Et sur leurs galantes façons,*
> *Les réprimander d'importance;*

Terpsichore

> *Voulait savoir si les lilas*
> *Au Luxembourg vivaient encore;*
> *Et si tout près il n'était pas*
> *Un Eden aux épais feuillages*
> *Où, le soir, au son des hautbois,*
> *On dansait sous de frais ombrages,*
> *On s'aimait si bien autrefois.*

Lors la Muse apprit qu'il n'y avait plus de Musettes. Morte la lorette, disparue la grisette! *Eheu, eheu, fugaces anni*, a chanté le poète.

A ces mots, une protestation se fait entendre. Un des internes se récrie :

> *Mêmes travaux, mêmes devoirs*
> *Ici nous appellent ensemble;*
> *Vous nous trouverez tous les soirs*
> *Au coin du feu qui nous rassemble;*
> *Ces lambris ne sont pas dorés,*
> *Cette voûte est un peu fanée,*
> *Mais pour nous ces murs sont sacrés...*
> *Notre richesse est la gaieté,*
> *Seul trésor de notre heureux âge.*

En présence d'un accueil si franchement cordial, les Muses consentent à *s'humaniser;* après avoir goûté au délicieux moka qui leur est offert et qu'elles déclarent, les flatteuses, supérieur à la céleste ambroisie, elles s'avouent si satisfaites, qu'en échange de tant de bonne grâce, elles laisseront un souvenir durable de leur passage.

« Les arts et les sciences sont de la même famille, proclame Euterpe ; nous vous enverrons des hommes qui, comme vous, ont conservé le culte de l'amitié. Sur ces murs, aujourd'hui tristes et nus, viendront se grouper les œuvres de nos meilleurs élèves. Laissez-nous faire, et vous verrez que les Muses ont la mémoire du cœur. »

Le discours terminé, les neuf sœurs remontaient vers l'Olympe, « laissant derrière elles un parfum de jeunesse et de poésie, qu'on respire encore dans la salle de garde. » La légende ajoute que la Muse de la peinture alla ensuite frapper à la porte de tous ses favoris, et que tous s'empressèrent de préparer des chefs-d'œuvre.

Mais reprenons notre guide poétique, qui va nous décrire toutes ces merveilles.

Un panneau, qui a souffert les injures du temps, représentait le Père de la Médecine, recevant les hommages des médecins et des chirurgiens de tous les siècles ; devant l'ancêtre vénéré, défilait la longue théorie des inventeurs d'instruments, des bienfaiteurs de l'humanité souffrante :

De son gai pinceau, Gustave Doré
Peignit Hippocrate : il est décoré
Comme un vétéran de la vieille garde ;
Sur un trône assis, le Père regarde
Les nombreux présents qui lui sont offerts.
Il ne connaît point ces engins divers :
En les contemplant, grande est sa surprise.
Il en rit tout bas dans sa barbe grise.

Ambroise Paré dans la main
Tient une pince à ligature ;
L'autre, sur un plat, porte un sein
Dans une très humble posture ;
Un autre présente un trépan ;
Un quatrième, un lithotome ;
Garengeot, une grosse dent ;
On y voit aussi frère Côme.

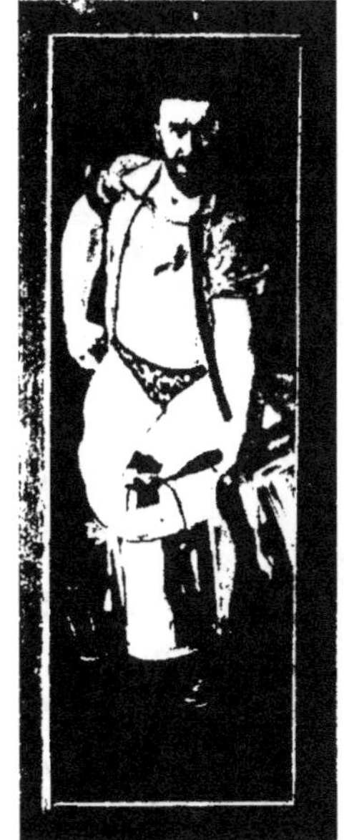

Non loin de cette originale bouffonnerie, signée du peintre de l'*Enfer* et de *Don Quichotte*, deux tableautins, d'une tonalité vaporeuse, sollicitent nos yeux : ils représentent l'*Amour blessé*, et l'*Amour guéri*. L'auteur, Stéphane Baron, un oublié, comme tant d'autres, eut son heure de vogue. La légende qui accompagne ces deux charmantes compositions est exquise de grâce et de spirituelle malice. Oyez plutôt :

> *Sorti de Cythère,*
> *Un essaim d'amours*
> *Un jour voulut faire*
> *Quelques méchants tours.*

Ils partent donc à la recherche du plaisir et courent tout droit... à Mabille, le bal à la mode de l'époque.

Après avoir bien folâtré, ils reviennent un peu meurtris ; on ne cueille pas de roses sans épines :

> *Les pauvres enfants virent avec peine*
> *Qu'il n'est point, hélas ! de plaisirs complets,*
> *Et que le bonheur trop souvent amène*
>   *De cuisants regrets.*
>
> *Un petit amour, sur une béquille,*
> *Traîne lentement son pas incertain ;*
> *Son aile est brisée et son pied oscille*
>   *Le long du chemin.*
>
> *Comment à Vénus raconter l'affaire ?*
> *Comment expliquer un mal si subit ?*
> *D'un air tout confus, à la tendre mère*
>   *Voici ce qu'on dit :*
>
> *« De notre malheur apprenez la cause,*
> *Nous avons ainsi déchiré nos mains,*
> *Pour avoir voulu cueillir une rose*
>   *Chez ces gueux d'humains.*
>
> *Nous n'avons pas vu l'épine traîtresse*
> *Qui se dérobait sous de blanches fleurs.*
> *Ah ! secourez-nous dans notre détresse,*
>   *Calmez nos douleurs. »*

> *Leur plainte toucha l'obligeant Mercure ;*
> *Il les fit entrer, et d'un air narquois*
> *Le dieu promit de guérir la piqûre*
> *De leurs petits doigts.*

Une fois guéris, les Amours ont tôt oublié leurs maux passés et s'égaillent à nouveau par les sentiers, en quête d'aventures. Laissons courir à leur destin ces jeunes imprudents, et poursuivons notre visite.

Trois personnages font le sujet du tableau de M. Droz, où figurent — *proh pudor !* — deux apothicaires et leur victime, dont on devine l'émoi devant les lances braquées vers elle :

> *De grâce, tirez les rideaux :*
> *Ah ! mon embarras est extrême,*
> *Car je suis prise... entre deux eaux.*

Voici maintenant un charmant paysage : la *Leçon d'herborisation*, de M. Français.

Qui ne se souvient de ces randonnées à travers champs, où, la boîte verte en bandoulière, on allait cueillir les fleurs, en dénombrant pétales et étamines, pour les classer dans leurs respectives familles :

> *Temps heureux, qui fuyez trop vite,*
> *Où dans les prés on vous cueillait ;*
> *Temps heureux où la marguerite*
> *Répondait a qui l'effeuillait.*

Passons rapidement, bien qu'à regret, devant les autres paysages, dus au pinceau de Nazon (un *Coucher de Soleil*) ; de Foulongne (une *Femme poursuivie par l'Amour* et le *Départ de l'Automne*) ; de Flahaut, un élève de Français (*Un Cours d'Eau*) ; de Gassies (*Une Rivière*) ; d'Achard, Harpignies, dont nous espérions bien fêter le centenaire et qui nous faussa compagnie deux années trop tôt ! Citons aussi, cela vaudrait assurément mieux qu'une citation : *Un Feu d'Artifice* et une *Scène d'Acrobate*, de Vernier ; et faisons une courte halte devant une peinture en grisaille, qui mérite une plus ample description.

Le tableau auquel nous faisons allusion est peint sur la porte même. « Il y règne, selon l'expression de notre guide, quelque chose de mystérieux et de si touchant, qu'on est pris, à son insu, d'une religieuse émotion. Chaque trait est une révélation de l'influence céleste qui l'inspira. » C'est une jeune femme, debout, aux traits chastes et purs, pressant un baby sur son sein. A ses pieds, de chaque côté, deux autres « mignons » se blottissent, comme la couvée sous l'aile de la mère poule, tenant dans leurs « menottes » une coupe et une ancre marine. C'est

> . . . . *la Charité*
> *Sous les traits charmants de l'enfance,*
> *Et, près de la douce Espérance,*
> *La Foi s'abrite à son côté.*

Ce tableau, d'une facture si soignée, est du peintre Hamon.

Cet autre, d'Hippolyte Fauvel, est une page de la vie du médecin de campagne d'autrefois. Vous le voyez, cheminant péniblement à travers la neige, sous un ciel gris, conduit par un enfant, à travers cette nature glaciale et désolée.

C'est le médecin du village,
Obscur, ignoré, méconnu.
Le dévoûment est son partage ;
Quelqu'un souffrait, il est venu.

Il est nuit, et sur la campagne
La neige étend son blanc linceuil.
Qu'importe ? Un pàtre l'accompagne,
Les enfants l'attendent au seuil.

Il entre dans l'humble chaumière :
Pas de pain, souvent pas de lit ;
Sur un grabat se tord la mère...
Il paraît, console et guérit.

La *Leçon sur le cadavre*, de Guet, élève d'Yvon, est dans une note franchement, naturellement macabre. Bouillaud, le professeur illustre, fait, devant les élèves attentifs, la démonstration anatomique d'une maladie de cœur. A droite, Axenfeld, l'auteur, avec Huchard, du Traité des névroses, prend des notes. Parmi les auditeurs se trouve, confondu dans la masse des étudiants, un maître futur, encore au rang des disciples, le bon et toujours regretté Laboulbène (1).

On n'est pas peu surpris de voir la signature de Feyen, Feyen-Perrin, dont les *Cancalaises* ont établi la réputation, au-dessous d'une composition d'un genre tout différent de son habituelle manière :

Quel est ce fier Romain, dont le visage austère
Inspire le respect ? Pourquoi ce front sévère ?
Quels sont, autour de lui, ces juges assemblés
Et par quel noir forfait leurs cœurs sont-ils troublés ?
Pour qui tous ces apprêts ? Quelle fut la victime ?
La victime ?... elle est là... Voici le malfaiteur.
Ce cadavre a crié vengeance. Et l'imposteur,
Poursuivi par le fouet aux mains de la science,
S'enfuit, portant plus loin son aveugle ignorance.

Ce n'est ni un rébus, ni une charade; le mot de l'énigme n'est pas indéchiffrable. Le fier Romain au visage sévère, c'est Velpeau, qui, sous un masque d'impassibilité, cachait, au dire de ses internes, une profonde sensibilité. Le criminel, chassé du temple de la science par l'interne de Velpeau, Charles Fauvel, n'est autre que le *docteur noir*, le fameux Vriès, un charlatan qui prétendait guérir le cancer à l'aide de plantes des tropiques, dont le nom même n'était pas connu en Europe.

Une cure retentissante ébranla fortement l'opi-

---

(1) Ce détail a été révélé par l'intéressé lui-même, dans son histoire de l'*Hôpital de la Charité*; Paris, 1878.

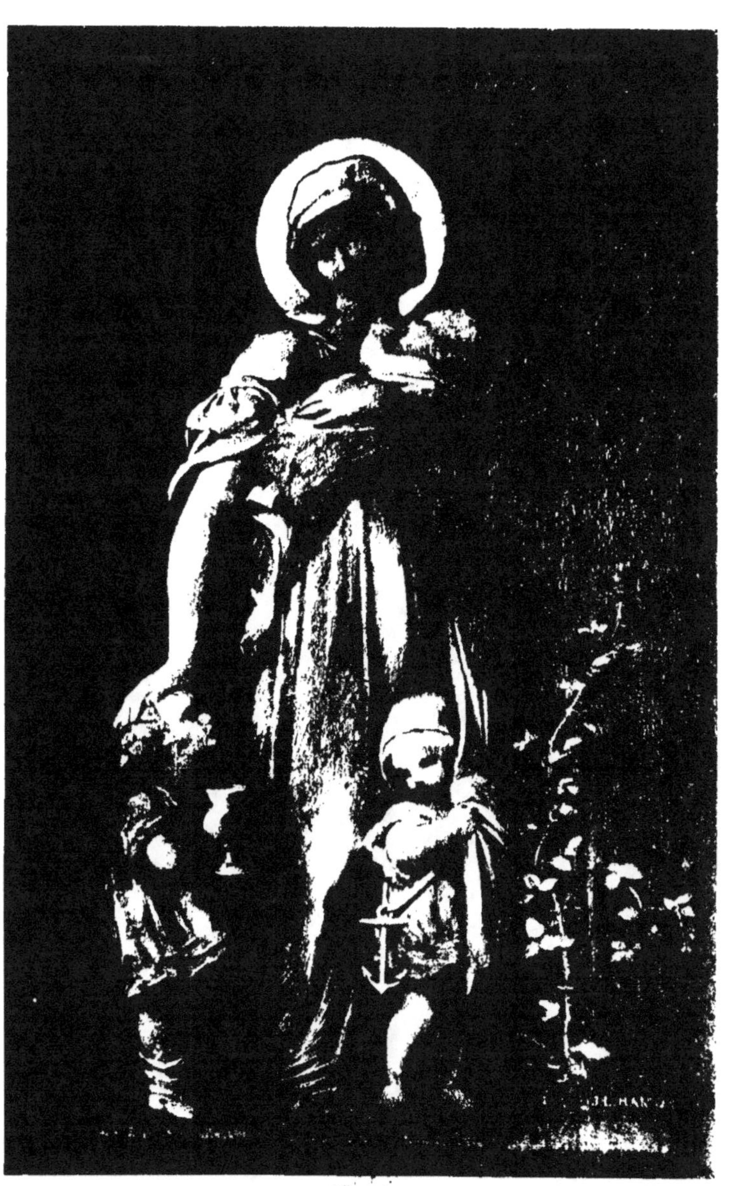

"LA CHARITÉ". Peinture de Jean HAMON

nion : depuis six ans, un facteur de cuivres, Adolphe Sax, était atteint à la lèvre d'un épithélioma, qui avait résisté à tous les moyens résolutifs. Vriès, clamaient *urbi et orbi* les gazettes, a réussi à triompher du mal que toute la Faculté réunie avait déclaré sans remède.

De ce jour, la foule assiègeait son cabinet ; on lui offrait un banquet de cent couverts dans un des plus somptueux hôtels de Paris ; les revues médicales le discutaient : il demandait et il obtenait qu'on lui confiât des sujets d'hôpital, afin de poursuivre ses expériences. Velpeau consentait à lui ouvrir son service et lui offrait dix cancéreux à traiter. Un collègue de Velpeau, le docteur Manec, mit également des malades à la disposition de l'expérimentateur. Le résultat fut tel que les savants praticiens l'avaient escompté. « Après deux mois de traitement, déclarait Velpeau, dans son rapport, tous ces pauvres cancéreux sont exactement dans le même état que s'ils n'avaient point été traités du tout. »

Un procès mit fin à la carrière de l'audacieux empirique. Vriès fut condamné, le 2 janvier 1860, à quinze mois d'emprisonnement et cinq cents francs d'amende. Le rapport des experts laissait entendre que les chimistes n'avaient pu découvrir le secret du spécifique. La vérité est que sa formule était assez complexe : tantôt le médicastre administrait des pilules, tantôt des plantes. A Londres, il prescrivait des feuilles d'aloès macérées dans le rhum ; à Paris, du nitrate de potasse, associé au sucre, sous forme pilulaire ; d'après des ordonnances saisies chez d'autres pharmaciens, il fut constaté qu'il avait

parfois recours à l'opium, au gaïac, à la poudre de
guimauve, au chlorure d'or et de sodium, — mixtures
plus ou moins incohérentes, mélanges plus ou moins
incompatibles et qui ne révélaient que l'ignorance et
l'aplomb de celui qui les employait, autant que
l'étrange crédulité de ceux qui lui accordaient
créance.

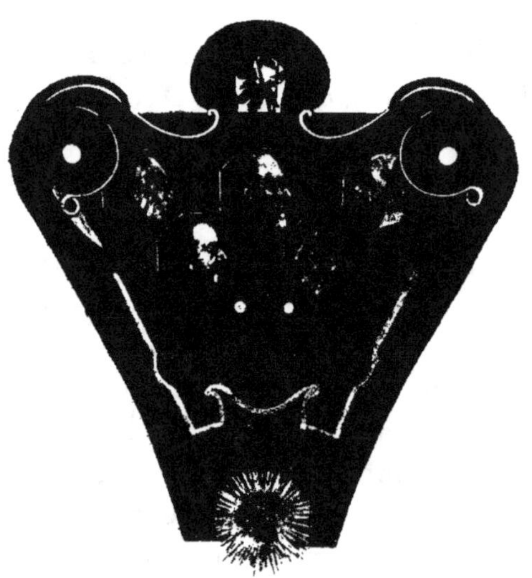

Portraits des Docteurs DESNOS, BOUCHARD, DUPLAY, BUDIN et POTAIN.
(Salle de Garde de la Charité).

Les peintures ou, pour mieux dire, les pochades qui ornent les salles de garde de nos hôpitaux

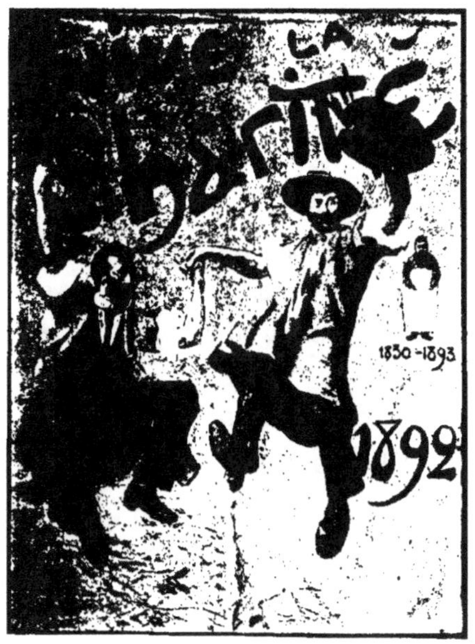

parisiens n'offrent pas toujours, tant s'en faut, ce cachet indéniable auquel se reconnaissent les véritables œuvres d'art. Si peu de rigueur apportât-on à opérer une sélection, ce n'est qu'avec peine qu'on parviendrait à en meubler une salle de nos musées. L'intérêt de ces compositions doit se chercher ailleurs.

Nombre d'entre elles ne sont intelligibles que de rares initiés qui ont vécu les épisodes qu'elles relatent ; et, comme il devient de plus en plus malaisé de recueillir la tradition perpétuant le souvenir des faits et des incidents qui leur ont servi de prétexte, on pressent la difficulté qu'éprouve l'historiographe à en donner la clé.

Qu'on ne nous tienne pas rigueur si nous n'accompagnons pas toujours d'un texte suffisamment explicatif ces « pochades » dont la verve juvénile et la spirituelle fantaisie font passer condamnation sur le talent qui en est parfois absent. Le critique d'art serait ici mal venu d'exercer son sacerdoce, qui apparaît en toute circonstance un peu prétentieux et qui, dans la présente, friserait de bien près le ridicule.

Nous n'avons eu dessein que de conserver des décorations que le temps efface des murs, et des anecdotes qu'il efface des mémoires, réclamant l'indulgence pour l'imperfection d'une documentation que nous sommes le premier à confesser.

Sans doute avons-nous obtenu de l'administration hospitalière toutes facilités pour nous aider dans notre tâche; mais il convient de ne point oublier que son autorité expire au seuil des salles de garde. Le personnel administratif et le personnel médical vivent le plus souvent dans un état de paix armée, sinon de mésintelligence réciproque; force était de se concilier les bonnes grâces des deux parties en présence. Nous n'avons trouvé, hâtons-nous de le reconnaître, qu'empressement et amabilité auprès de cette jeunesse, ardente et combative, comme il sied à son âge, mais chez qui l'on retrouve cette courtoisie, qui est la marque, le signe atavique de notre tempérament national.

Bien que cet opuscule soit destiné à des médecins, et que nous n'ayons pas eu, par suite, à nous embarrasser des scrupules d'une pudibonderie excessive, il ne nous a point paru que certains sujets, véritablement par trop scabreux, méritassent d'être reproduits (1).

Gardons-nous de confondre l'érotisme avec l'aimable polissonnerie, telle que les maîtres du dix-huitième siècle l'ont comprise et rendue. Celle-ci, nous la déclarons, sans vergogne, exquise ; tout comme nous admirons la tragique luxure dans son effroyable beauté, quand elle nous est traduite par un Félicien Rops ou un Hokousaï.

Après cet indispensable exorde, nous pouvons reprendre notre promenade, un instant interrompue, dans les salles de garde ; et, quittant la Charité, où nous nous sommes quelque peu attardés, nous vous invitons à nous suivre à la Pitié. Notre choix n'est, à vrai dire, dicté par aucune considération particulière, mais il faut bien, à tout récit, comme à toute chose, un commencement.

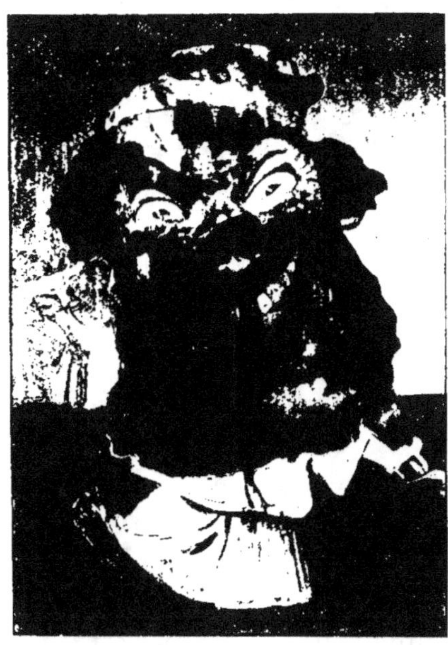

BANNIÈRE DU BAL DE L'INTERNAT, 1904
(Hôpital des Enfants-Malades).

(1) Notre ami, le Dr Durante, nous a permis de puiser, dans sa riche collection, des documents qui nous ont été précieux ; qu'il veuille bien trouver à cette place l'expression de notre gratitude.

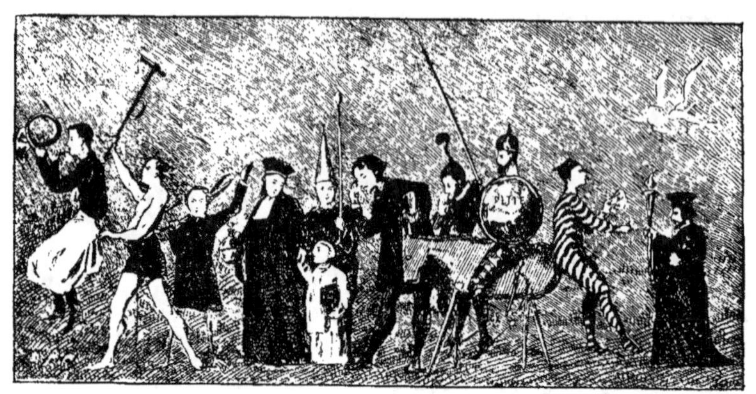

LA PITIÉ ET SES DEUX SALLES DE GARDE

Distinguons, avant d'aller plus loin, entre l'ancienne et la nouvelle Pitié.

Il n'y a que peu d'années qu'on a démoli la vieille bâtisse, qui occupait une partie de l'actuelle rue Lacépède, à proximité du Jardin des Plantes.

Une des curiosités de l'antique maison était la salle de garde dont, pas plus que du bâtiment hospitalier, il ne reste aujourd'hui de traces.

Deux vastes compositions, l'une à l'huile, l'autre au fusain, garnissaient le mur principal de ladite salle.

Le tableau à l'huile ne portait pas de signature d'artiste, mais on sait qu'il est d'Alexis Douillard, alors élève des Beaux-Arts. D'après les personnages qu'on est parvenu à identifier, il a été facile d'en fixer la date : il est de 1859. On y reconnaît, entre autres, le chirurgien de Saint-Germain, revêtu

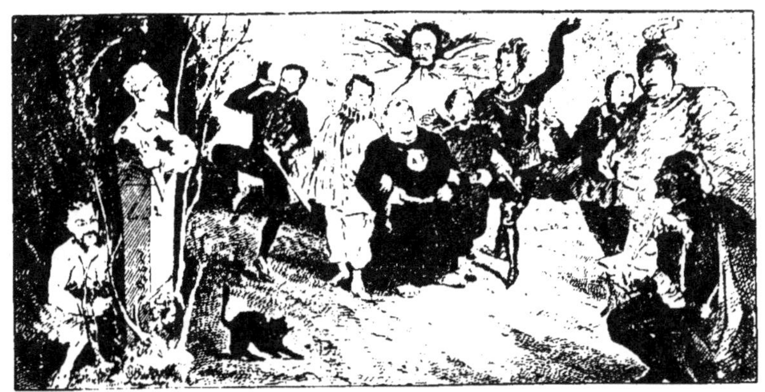

du caleçon de l'hercule forain, brandissant le grand serre-nœud de Maisonneuve et tenant à bras tendu un de ses collègues, Marcel Douillard, le frère du peintre de la fresque, jouant du cor de chasse.

Derrière Saint-Germain, Baillet tient sur l'épaule une gigantesque pince de Liston ; à la suite, Moïse Leven, en tenue de professeur, donne la main à un jeune éphèbe, tout de blanc habillé, Heurtaux, qui tient sous le bras un livre presque plus gros que lui-même : Heurtaux venait d'obtenir la médaille d'or, que porte, au bout d'une hampe, un de ses camarades, coiffé d'un bonnet d'astrologue, à moins que ce ne soit un vulgaire éteignoir : cet élève ne serait autre que l'interne Michel.

Qui lorgne, d'un regard dédaigeux, le minuscule Heurtaux ? L'élégant Dubrisay. Qui se tient le menton, comme plongé dans de sombres réflexions ? Eugène Fournier ; tandis qu'en bon Don Quichotte, Mousten chevauche une haridelle en bois ; que Prado, en costume clownesque, prépare une réussite ; alors que Gauthiez tient gravement le flambeau de l'hyménée, pendant qu'un gracieux Amour effeuille des roses au-dessus de la tête de l'heureux fiancé.

Un autre panneau, dont nous avons à déplorer la disparition, a pour auteur un médecin, doublé d'un artiste, le docteur-sculpteur Paul Richer.

Il représentait une sortie de bal masqué, où les internes de 1877 sont figurés sous des travestissements variés. C'est là que l'interne Hutinel, actuellement chef de service aux Enfants-Assistés, porte, sur sa robe de moine rabelaisien, la médaille d'or qu'il venait d'obtenir et qui lui donnait droit à une cinquième année d'internat ; à sa gauche, Campenon nous apparaît en Don Quichotte, tout bardé de plaques de cuivre, parce qu'il s'était montré un fervent adepte de la métallothérapie, mise à la mode par son maître Dumontpallier.

La troupe joyeuse croise deux camarades déjà mariés, Letulle et Segond, qui la regardent passer d'un œil de secrète envie. L'auteur de la composition s'est représenté, sur la droite, en costume de peintre florentin.

La *Nouvelle Pitié* étant de construction toute récente, la décoration de la salle de garde ne saurait être que rudimentaire. Nous n'y avons relevé qu'une peinture de vastes dimensions, signée J. Richard (1892), et représentant le « Départ de l'ancienne Pitié ». Le dessin est médiocre et terne le coloris, mais il y a quelques détails amusants et, dans son ensemble, la composition n'est pas dépourvue d'agrément.

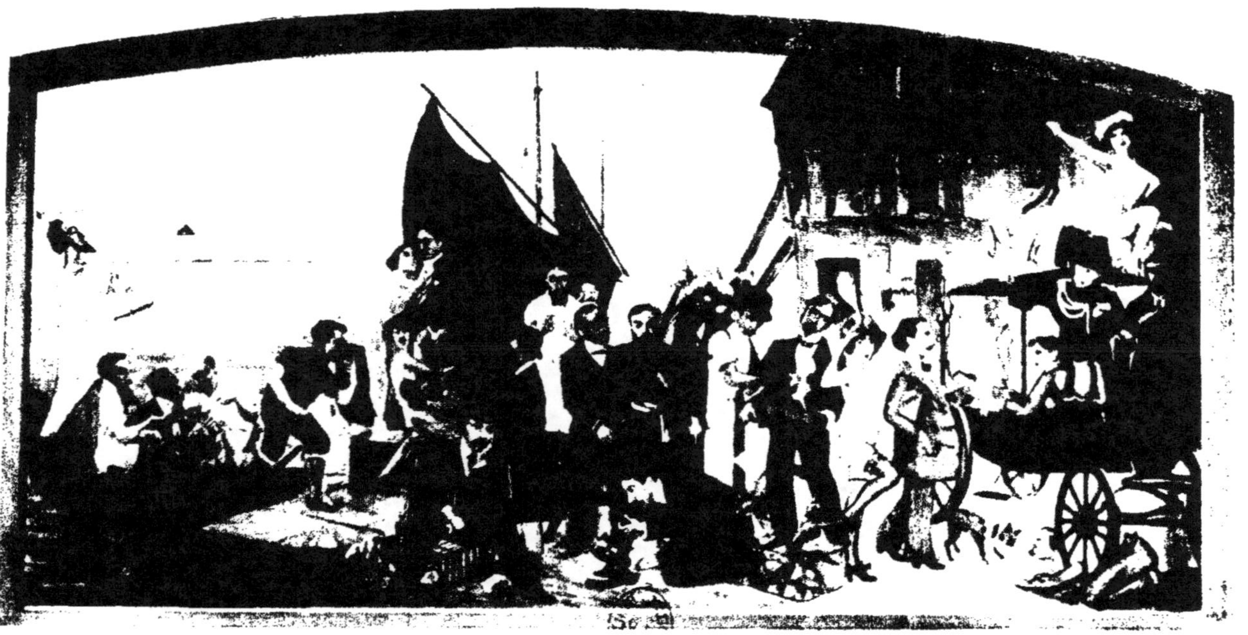

Hôpital de la Nouvelle Pitié. — "Le déménagement de l'ancienne Pitié"

Une ville, comptant près de six mille habitants ; d'immenses bâtiments décelant, par leur sévère ordonnance, le style grandiose et froid du dix-septième siècle ; des cours où pourrait évoluer tout un régiment de cavalerie ; une ceinture verdoyante de parcs et de jardins : combien de Parisiens savent que cette curiosité est comme enclavée dans leur propre cité ; combien songent que tout un passé dort là d'un sommeil plusieurs fois centenaire ?

Au début, la Salpêtrière était une succursale de cet Hôpital général créé par un édit de Louis XIV, et destiné à « enfermer » les mendiants : ne pas oublier que le mot *infirmerie* dérive de là.

Un édit postérieur décida la construction d'une maison de force pour les filles publiques, pour les femmes flétries par la justice. Les *loges* datent de cette époque ; la nourriture était passée aux détenues par un petit guichet, qu'on pouvait encore voir il y a quelques années.

Un certain nombre de jeunes protestantes furent mises à la geôle de la Salpêtrière, après la fatale révocation de l'Édit de Nantes. Plusieurs convulsionnaires de Saint-Médard y furent envoyées.

A la grande Force, sous le règne de Louis le Bien-Aimé et celui de son successeur, on recevait les prisonnières de distinction appartenant à la haute société, qu'une lettre de cachet y dépêchait sans recours.

La favorite en disgrâce, l'artiste à la mode y trouvaient un asile temporaire. Mademoiselle Clairon avait failli y être conduite ; la comtesse de Valois-Lamotte y vint, à la suite de la ténébreuse affaire du collier. Madame de La Motte fut logée dans la cour basse, située près de l'école moderne des infirmières. Un revirement ne tarda pas à se produire, dans le public, en faveur de la détenue ; généralement, on s'apitoyait sur son sort, qu'on était bien près de trouver injuste. La foule s'attroupait à l'étalage des marchands d'estampes, où figurait une image représentant cette prisonnière de noble souche, « en robe de bure grossière, gris cendré, avec bas de même couleur, un jupon de laine brune, un bonnet rond, une chemise de grosse toile et une paire de sabots... (1) »

Il fut un moment de bon ton d'aller lui rendre visite. On conte, à ce propos, que la surintendante de la reine Marie-Antoinette se rendit un jour à l'Hôpital général, et, après avoir parcouru ce labyrinthe dans tous les sens, demanda qu'on lui montrât celle dont la Cour et la Ville s'entretenaient, la fameuse aventurière que nous venons de nommer. Sœur Victoire, la supérieure, s'excusa de ne pouvoir déférer à son désir. La visiteuse insista, faisant valoir sa qualité de princesse du sang, qui lui conférait le

---

(1) *La Mort de la Reine*, par Fr. Funck-Brentano ; cité par G. Cain, *Nouvelles Promenades dans Paris*, 115.

privilège de pénétrer partout. Sœur Victoire, iné-branlable, continuait à lui représenter qu'il était impossible de la satisfaire. « Mais enfin, reprit avec humeur Son Altesse, pourquoi ne puis-je pas voir madame de La Motte ? » — C'est qu'elle n'y est pas condamnée, répliqua la religieuse. Et l'amie de la reine n'osa pas insister.

La comtesse de La Motte ne resta pas long-temps captive : vers la fin du mois de novembre 1786, une sentinelle en faction, passant sa baïonnette à travers un carreau de vitre cassé, remettait à la servante de la détenue un billet, écrit à l'encre sympathique, qui lui donnait la marche à suivre pour son évasion. Elle s'enfuit, déguisée en homme, « redingote en lévite bleu de roi, gilet et culotte noirs, un chapeau rond haut de forme, une badine à la main et des gants de peau. » Les détails sur cette évasion se trouvaient dans un dossier, conservé aux archives de la préfecture de police, qui a été brûlé en 1871 avec bien d'autres papiers.

La Salpêtrière évoque également le souvenir de Théroigne de Méricourt, l'héroïne révolutionnaire : enfermée aux « loges » de cet établissement, quartier des agitées, le 18 frimaire an VIII (8 décembre 1799), elle n'y restait que quelques semaines, puis y rentrait à nouveau, en décembre 1807. Elle y mourut le 8 juin 1817 (1).

Ailleurs nous avons relaté que l'institution des gagnants-maîtrise, ces lointains précurseurs de l'in-

(1) Cf. *Les Indiscrétions de l'histoire* du Dr Cabanès, tome I, p. 512 et suivantes.

ternat, a pris son origine et commencé à fonctionner à la Salpêtrière; est-ce en raison de cet atavisme, que la plupart de nos internes ambitionnent un stage à la Salpêtrière ? Nous n'en déciderons pas; toujours est-il que, de l'aveu de l'un d'eux, « ceux qui ont eu la bonne fortune d'y pouvoir passer un an ou deux se souviennent toute leur vie avec plaisir de leur séjour en cette oasis. »

Les motifs de cette inclination sont multiples, mais à quoi tient cette prédilection ?

Serait-ce que les médecins et chirurgiens qui professent en cet endroit sont des célébrités européennes ? Il n'est pas niable que Charcot (1) y sut attirer une foule d'étudiants, accourus des quatre coins de l'univers, et ceux qui, après lui, ont occupé sa chaire, les Raymond, les Déjerine ont continué avec succès l'enseignement du maître, et maintenu au loin le renom de l'École de la Salpêtrière.

Si cette considération n'est pas négligeable, il en est une autre qui doit entrer en compte. A cette

---

(1) Un souvenir sur Charcot trouvera tout naturellement sa place dans cette monographie sur les salles de garde.

En 1890, Charcot ayant un jour demandé à son fils, alors son interne, ce qui se passait dans les salles de garde modernes, le lendemain les internes de la Salpêtrière vinrent convier le maître à dîner avec eux. Charcot accepta, mais à la condition expresse qu'il serait le seul invité, et que le menu comporterait un plat de gigot aux lentilles, comme on en servait à son époque. Malgré (ou à cause de) la présence du « patron », le dîner fut des plus gais, au point que le directeur crut devoir venir interrompre ces trop bruyantes agapes. Ce fut le professeur en personne qui le reçut au seuil de la salle de garde, un verre de vin de champagne à la main et qui l'invita à trinquer avec lui ! Grâce à quoi, son ire tomba soudain et il laissa les jeunes gens continuer leurs folies. La sortie de l'hôpital fut ce soir-là quelque peu mouvementée et ce fut tout juste si le lendemain, Mlle Bottard, l'admirable infirmière, dont la croix de la Légion d'honneur devait récompenser les longs et loyaux services, ne gronda pas l'illustre clinicien, pour avoir, en compagnie des internes, troublé son sommeil.

préférence des jeunes internes pour l'asile de la vieil-
lesse (femmes), employons le langage administratif, — l'hygiène n'est pas étrangère. « Le plein
air ! On s'en grise à la Salpêtrière, écrit un anna-
liste occasionnel du vieil hospice. Dès que le printemps a fait poindre aux arbres ses premiers bour-
geons verts, la salle de garde est désertée pour le
jardin, et, sous une tente constamment dressée,
ont lieu les repas quotidiens... Parmi les attraits
de l'internat au Boulevard de l'Hôpital, il faut se
garder d'oublier la possession de chambres plus
spacieuses que partout ailleurs, et d'où l'on jouit
d'une vue merveilleuse. Au premier plan, un océan
de verdure ; au delà, le panorama de Paris à l'infini.
Les chambres sont situées à l'étage supérieur des
plus vieux corps de bâtiment et s'ouvrent sur un
corridor long de 150 mètres *et large à pouvoir y donner
des courses en char*. On dirait l'entrepont de quelque
navire phénoménal... »

Au point de vue plus spécialement esthétique,
la Salpêtrière est assez mal lotie. La salle de garde
de médecine est assez pauvrement décorée : une
composition, esquissée il y a peu de temps, fait allusion aux évènements de 1914 ; tout ce que nous en
pouvons dire de plus indulgent, c'est que l'auteur
n'a pas l'art de rendre les allégories aisément accessibles.

Une toile de Bellery-Desfontaines, très bitu-
mineuse, prétend à représenter un homme d'armes
du moyen âge, blessé ou mort ; notre diagnostic
reste incertain, en présence du peu de netteté de

la symptomatologie. Cette étude d'atelier est-elle bien à sa place dans une salle de garde? Elle serait, à vrai dire, déplacée à peu près partout.

Les internes en pharmacie ne sont pas sensible- ment mieux partagés; ils se flattent, toute- fois, de posséder une collection, assez four- nie, de portraits-char- ges macrocéphales, en couleur, de quelques- uns de leurs profes- seurs; mais, outre que la ressemblance n'est pas garantie, l'inten- tion d'art n'y apparaît pas manifestement.

Cette même salle de garde des pharma- ciens conserve précieu- sement deux dessins à la plume : l'un, un *Merveilleux* bien campé, de G. Caïn, talentueux peintre de genre, de- venu conservateur du

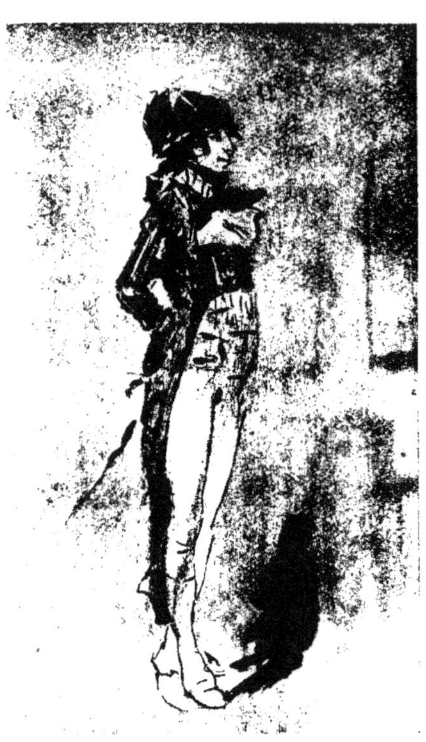

Un Merveilleux
(Dessin de G. Caïn)

Musée Carnavalet, où il réalise pleinement *the right man in the right place*; l'autre, un clairon à l'allure martiale, de notre glorieux Detaille, mort sans avoir vu la réalisation de son rêve, la France saluant l'aube de la Victoire ! Ces deux croquis occupaient l'ancienne salle de garde de pharmacie; pour les transporter, on dût faire scier les pans de mur sur lequel les dessins avaient été brossés; et, aujourd'hui, on peut les voir, encadrés sous verre, dans la nouvelle salle.

Un menu détail, dont la petite histoire, à défaut de la grande, se souciera peut-être : le fantassin de Detaille est accompagné de cette gracieuse dédicace : *A MM. les internes, Souvenir d'un peintre qui a déjeûné.*

De la Salpêtrière nous n'aurons qu'une courte distance à parcourir pour arriver à Lourcine, qui porte, depuis quelques années, le nom plus moderne de Broca, en mémoire du chirurgien anthropologue, dont la statue s'élève sur le terre-plein de la place de l'École de médecine.

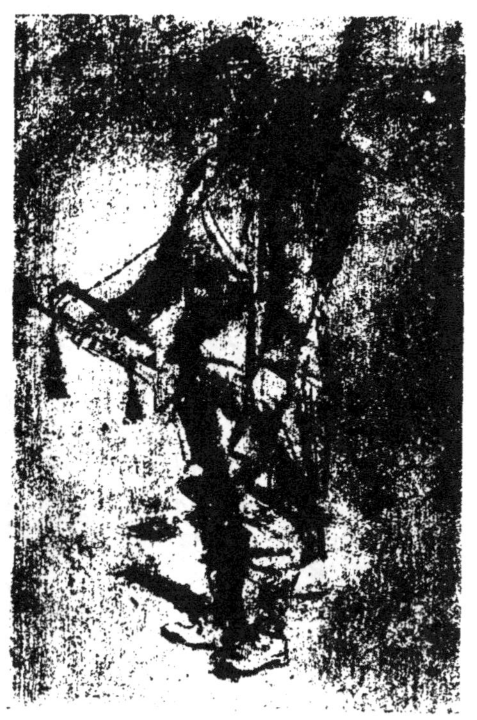

Le Clairon
(Dessin de E. Detaille)

Le vieil hôpital a son histoire, à laquelle notre confrère Perchaux a jadis consacré sa thèse inaugurale; mais il n'a dit mot, que nous sachions, de la salle de garde et surtout de certain tableau, récemment restauré, qui en fait l'ornement principal.

L'artiste a imaginé une parade foraine; sur les tréteaux, on reconnaît les principaux médecins de l'hôpital à l'époque où la toile fut exécutée, en 1870-71.

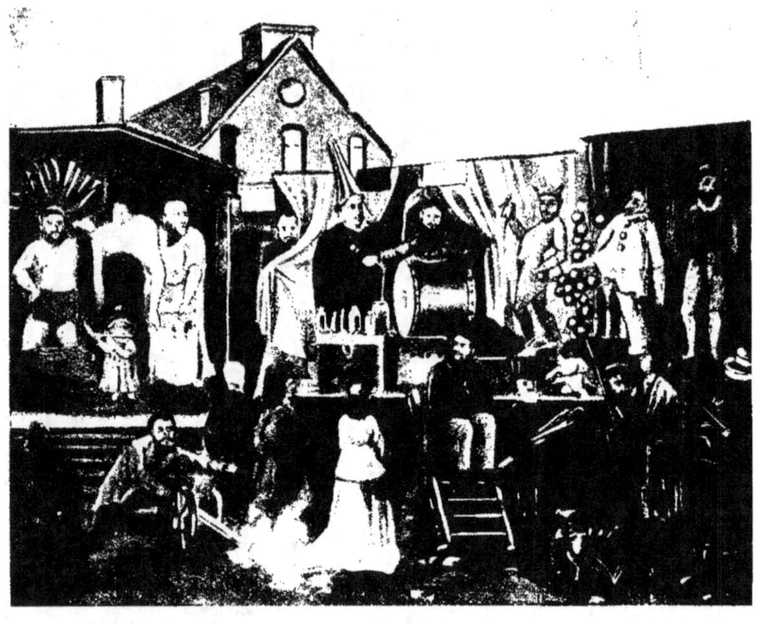

La Parade foraine (Tableau de la Salle de Garde de l'Hôpital de Lourcine 1870-71)

Les personnages ici représentés sont, de gauche à droite : l'externe Grosfillay; Hurdy, interne de Péan; Péan, en boucher, ceint du tablier rougi de sang; Morel-Dourlens, interne; le professeur Alf. Fournier, le chef coiffé d'un gigantesque speculum; les externes Michel, Grippa et Barrault; Armand Desprès, l'inventeur du « pansement sale », etc.

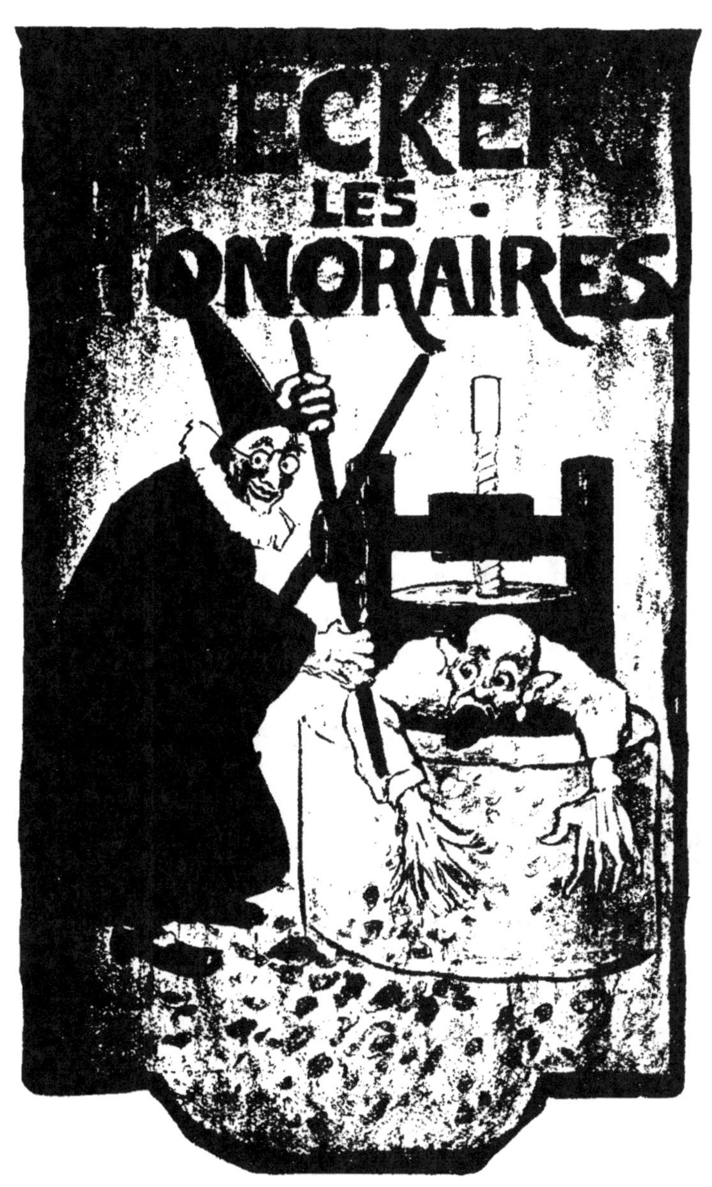

Bannière du Bal de l'Internat.

A côté de cette toile à personnages multiples, une femme uniquement vêtue... de ses bas, à cheval sur un chat apocalyptique et brandissant, de la main droite, au-dessus de sa tête, le miroir utéro-vaginal, s'offre aux regards libidineux : c'est, nous révèle la légende, Notre-Dame de Lourcine! Bien que ce panneau ne soit pas signé, et qu'on ne sache rien des circonstances de son exécution, on peut l'attribuer, presque à coup sûr, au peintre et dessinateur Lunel; l'on y retrouve la note caractéristique de Louis Legrand, dont Lunel subissait alors manifestement l'influence

Désormais nous irons à grandes enjambées, car il est temps d'arriver au but. Faute d'informations, notre inventaire ressemblera de plus en plus à un catalogue.

A *Necker,* les « Honoraires », vaste panneau exécuté pour un bal de l'internat, représente un patient sous une presse, maniée, avec quelle vigueur, par un Diafoirus rappelant celui du grand siècle. Le malheureux client rend toute la monnaie qu'il a dans le corps et réclame grâce à son impitoyable bourreau.

A *Laënnec,* nos regards s'arrêtent avec complaisance sur un tryptique, dû au pinceau de deux élèves de Luc-Olivier Merson, Peutch et Morax, le frère de l'oculiste réputé.

La fresque centrale est la représentation de l'apothéose de Laënnec. Au pied du socle, qui supporte le buste de l'immortel découvreur de l'auscultation, se tient, sans voiles et sans pudeur, une jeune hospitalisée, une tuberculeuse au dernier période du mal inexorable. Vis-à-vis, mais de dos, un rachitique décharné, ayant à ses côtés un menaçant Eguisier, qui semble lui causer un effroi, d'ailleurs légitime. L'artiste a-t-il voulu symboliser, comme on l'a prétendu, la question toujours actuelle de la dépopulation ? Nous livrons le problème à vos méditations.

Autour du « bustifié », les internes se livrent à des occupations et délassements variés. Tandis

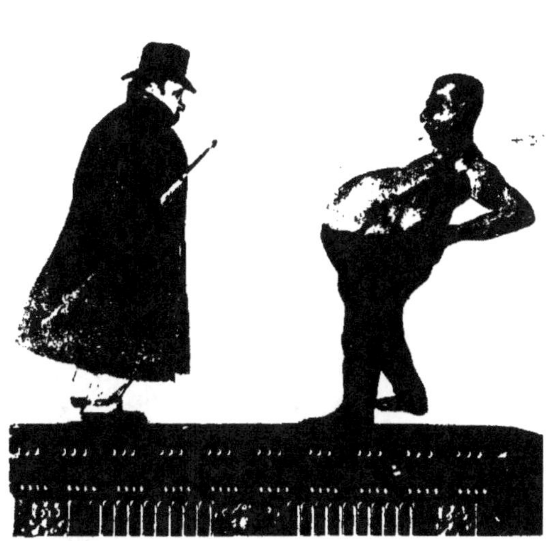

Tableau mural à la Salle de Garde des "Enfants Malades"

que Morax agite une palme au-dessus de la tête du grand homme, à gauche et la main adossée à un arbre, de la Nièce, tout en fumant sa pipe, jette un regard de pitié sur l'infortunée phtisique, qui rêve à une vie plus clémente.

A l'arrière-plan et à droite, Baumé, philosophe désabusé, mélancoliquement médite, tandis que Gauthier travaille, « avec ardeur et forceps », à extirper du cœur d'un chou, de dimensions anormales, un fœtus qui, à l'instar de ceux chantés par Mac-Nab, ne trouve pas, sans doute, que ce soit « le suprême bien-être » :

« Que d'être mort avant de naître. »

Une seconde fresque, la *Percussion*, faisant face à l'Auscultation, interdite par la censure, représente l'interne Binot, percutant une malade bien... potelée, mais nue — *proh pudor !* — jusques au-dessous de l'ombilic ; en bordure, des fœtus prennent leurs ébats ou jouent de divers instruments (flûte, cornemuse, etc.).

Si, quittant Laënnec, nous nous transportons, par un des multiples véhicules qui s'offrent à nous conduire, dans l'Ile Saint-Louis, nous voyons se dresser devant nous une masse architecturale imposante : voici l'*Hôtel-Dieu.*

L'Interne CADOL.

Après avoir fait une courte station devant le monument dû au ciseau du statuaire Puech et destiné à consacrer le souvenir des internes morts victimes de leur dévouement à la science, heurtons l'huis de l'hospitalière salle de garde. Deux plaisantes caricatures de Bellery-Desfontaines, « plusieurs fois nommé », comme dans les palmarès de lycées, nous rappellent les traits des internes Labey et Cadol (Armand).

Un ravissant panneau de G. Mialet, composé pour le bal de l'internat de 1909, est d'une délicieuse facture, avec son encadrement gothique, si joliment reconstitué; un autre panneau, de Louis Parot, fait pour le bal de 1906, est certainement moins séduisant. A signaler deux amusantes frises de Trilleau : la *Chanson des opérés*, le *Défilé des Muscles*, qui ne manquent ni d'humour ni d'esprit.

Ne mesurons plus les distances et ne notons que les étapes.

A *Lariboisière*, décoration fort incohérente et, dans l'ensemble, très endommagée. Le seul morceau qui pourrait offrir quelque intérêt est le portrait du docteur Picqué, exécuté assez récemment par Rapeno. Cet hôpital renferme quelques autres objets d'art; mais ils sont, à la vérité, assez clairsemés : le cabinet du directeur conserve les traits d'Elisa Roy, comtesse de Lariboisière, peinte par Gros; et de Davenne, directeur de l'Assistance, de 1849 à 1859, par Gosse; nous y relevons, en outre, une toile d'un peintre inconnu; une aquarelle de Philippe : une infirmière laïque.

Dans la cour d'honneur, le groupe de la *Charité*, d'Etex; dans la chapelle, le mausolée de Madame de Lariboisière, par Marochetti; enfin, dans le cabinet de l'économe, une peinture représentant saint Pierre en prière, et une esquisse d'une leçon d'anatomie, où figurent d'anciens médecins et élèves de l'hôpital.

La salle de garde de *Saint-Antoine* renferme un grand panneau de G. Mialet, « Les Escholiers de Saint-Antoine », qui nous inspire une fois de plus cette banale réflexion : que le résultat ne correspond pas toujours à l'effort.

La « Baraque Saint-Antoine » de Jean Routier est d'un faire plus brutal, mais le sens en est plus perceptible. La composition de Jean Galey, « V'là le choléra ! », est non moins violente de dessin et de coloris.

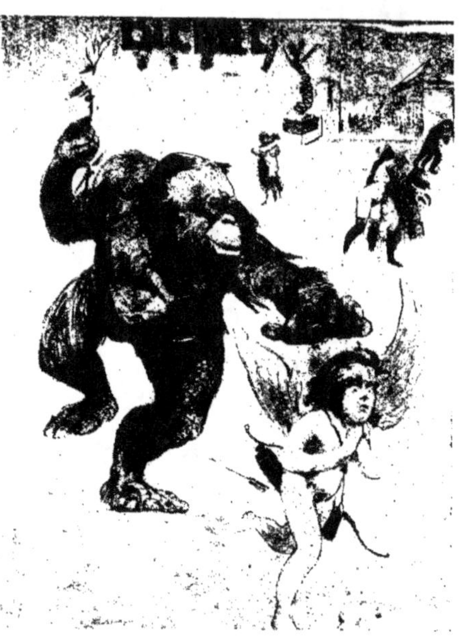

L'ANTHROPOPITHÈQUE, de Bichat

La plus large feuille de vigne ne suffirait à dissimuler l'obscénité d'un saint Antoine de Padoue, accroché plus loin ; nous en dirons autant d'un anthropopithèque qui se voit à *Bichat*, et qui, en dépit de l'innocente fleur de lys qu'il agite en manière d'emblème, met en fuite l'Amour qu'il s'apprête à saisir.

A *Trousseau*, les internes de la promotion 1906-1907 ont voulu léguer leurs têtes aux générations qui les suivraient ; cela vaut toujours mieux que de méchantes photos.

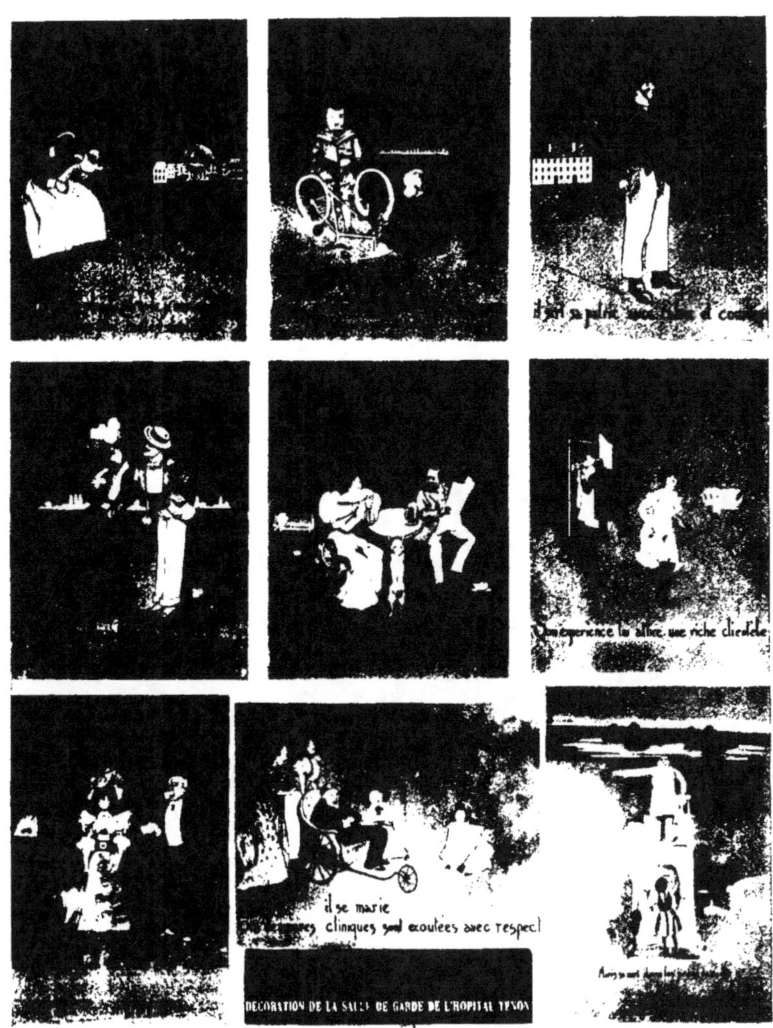

Hôpital Tenon 2. La vie du Médecin

La salle de garde de *Tenon* possédait naguère une série de dessins, composés avec des fragments d'affiches, et déroulant, comme une image d'Épinal, « la Vie du médecin ». Nous avons eu la bonne fortune de nous procurer les clichés de cette décoration aujourd'hui disparue, et qu'on aura, nous l'espérons, plaisir à retrouver ici.

A part cela, deux physionomies expressives, et d'un dessin assez appuyé : 1° Dupradeau, économe des internes, avec cette légende : « L'économie est une vertu, mais l'économat est un vice » ; 2° X..., suivi de ces mots : « Oui, mais Klippel habille mieux. » Un émule d'Holbein, Albert Keim, a brossé une *Danse macabre* à sa façon : une matrone adipeuse et costumée... comme Eve dans le Paradis, rythme avec des cymbales la danse d'un squelette et d'une femme nue.

Un La Rochefoucauld modern-style a, d'une main plus ferme

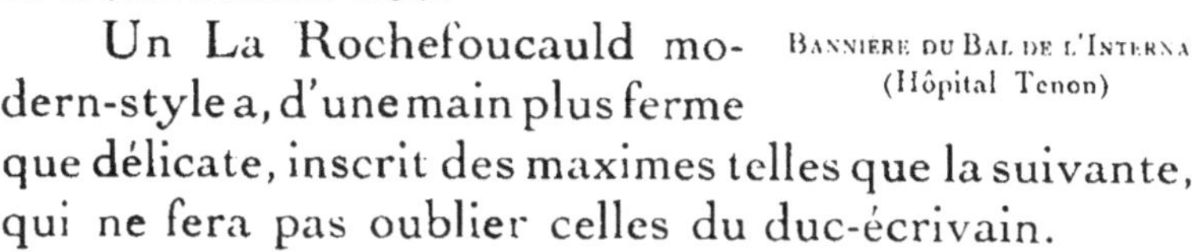

BANNIÈRE DU BAL DE L'INTERNAT
(Hôpital Tenon)

que délicate, inscrit des maximes telles que la suivante, qui ne fera pas oublier celles du duc-écrivain.

« Ce sont les problématiques rosbeefs et les illusoires tournedos, servis dans les restaurants de Paris, qui font germer dans l'âme aigrie des vieux garçons les ferments du concubinage. »

L'ancienne salle de garde de Cochin mérite, à elle seule, une monographie spéciale. Bien que de dimensions modestes, elle a son histoire, et qui n'est pas des moins curieuses.

Détruite en 1912, les décorations murales y avaient une note satirique « bon enfant ». Ce qui y dominait, c'étaient des charges de « copains »; l'interne y raillait ses propres manies !

Un moment, parmi ces jeunes gens, sévit l'équitation ; mais, l'équitation en chambre n'étant pas des plus pratiques, on se résigna à couvrir les murs d'illustrations, où « la plus belle conquête de l'homme » figura sous tous les aspects, se livrant aux fonctions les plus étranges et les plus... naturelles.

D'où était venue aux internes cette rage équestre ? Nous nous sommes laissé conter qu'un docteur de l'époque avait servi dans la cavalerie; engagé volontaire à dix-huit ans, il voulait embrasser, comme il le raconte lui-même dans son autobiographie (1), le noble métier des armes. Mais laissons-le évoquer lui-même son temps d'internat :

« Ah ! ces quatre années d'internat ! quelle évocation ! D'abord, j'ai rendu fou un directeur d'hôpital suburbain, celui

(1) V. le « Rictus », mai 1914 : *Portrait-charge et biographie du docteur Paul Thévenard.*

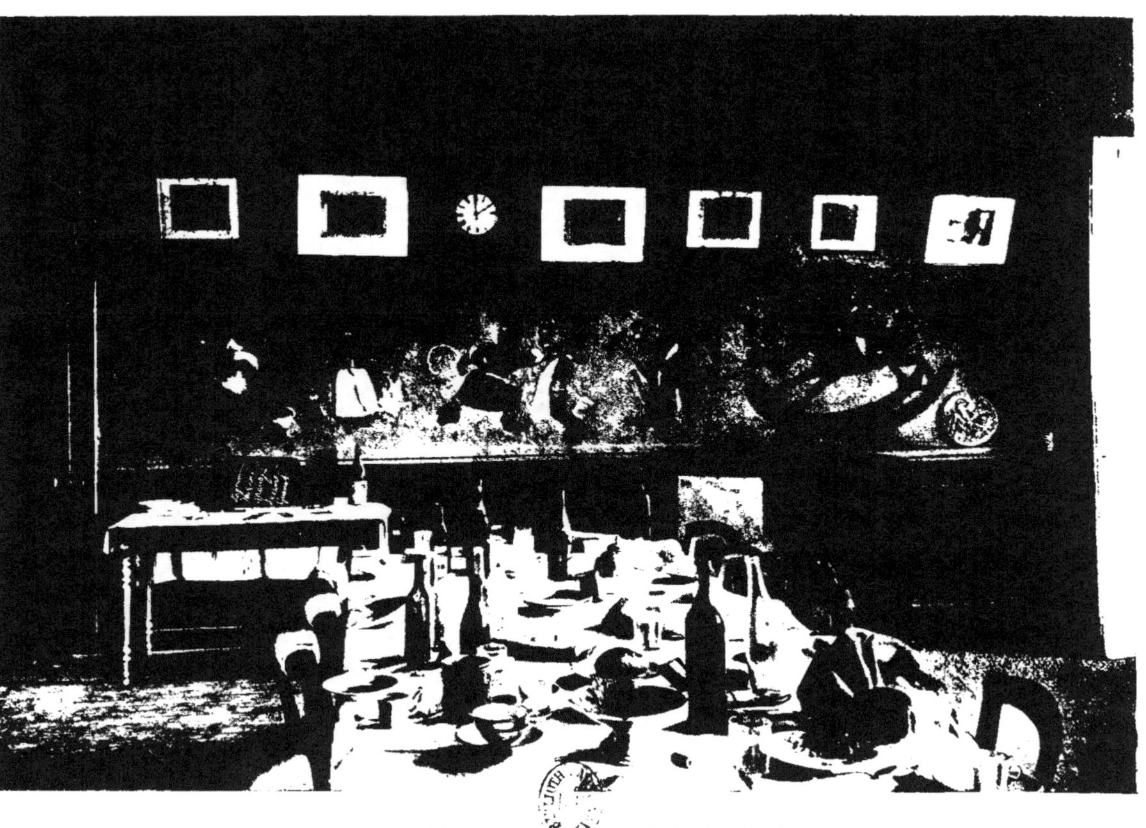

Hôpital Cochin — Ancienne Salle de Garde

d'Ivry, ayant organisé de magnifiques expéditions nocturnes, où les chevaux de l'Assistance, destinés aux services des approvisionnements, étaient transformés en pur-sang et galopaient, sinon rapidement, du moins avec un tapage infernal, sur la piste macadamisée du chemin de ronde.

« Que de joyeux souvenirs la vieille salle de garde de Cochin a ensevelis sous ses décombres! Je vous vois sourire, anciens collègues, aujourd'hui maîtres austères, en vous rappelant le rallye-Cochin que j'ai eu l'honneur de fonder. Quelles chevauchées épiques à Robinson et quels festins orgiaques au retour! Hein, mon vieux?... Non mais, ne tremblez pas : je ne citerai personne.

« C'est de Cochin, et non des Croisades, que me vient mon titre de baron (1) : voilà pour ceux que le tortil brodé sur ma blouse a tant intrigués. Il me fut conféré par mes collègues.

« Je n'ai pas gardé de l'internat l'unique souvenir d'une folle fête, comme ne manqueraient pas de l'insinuer quelques bons camarades : qui n'a pas ses amis? J'ai tâché aussi de tirer le plus de profit possible de maîtres tels que Duplay, Quenu, Bouilly... »

Une autre peinture de la salle de garde représentait l'incident *Savariaud et le Potard*. L'inscription portait : « *Mai 1892* »; *Touchant exemple donné aux générations futures par un bon interne en médecine* ». On y voit celui qui deviendra chirurgien de Trousseau, écraser d'un formidable coup de poing le facies d'un interne-pharmacien. Savariaud était alors dans le service du professeur Quenu; dans la suite, il passa chez Reclus qui, à cause de son précoce bon sens chirurgical, peut-être aussi parce qu'il ressemblait à l'Oncle Francisque, le surnomma le « Sarcey de la Chirurgie ».

(1) On appelait le docteur Thévenard le « baron Thénard ».

Dans un coin, encore et encore des portraits : Ferrand et Petit grimpent le long d'un mât de cocagne ; la devise dit : « Des nuages émergeant » : *Quo non ascendant ?*

Le portrait de Cange, en gendarme, chaussé de bottes, dont les tiges lui montent jusqu'au chapeau est accompagné de cette devise : « Il va faire sa ronde ; j'entends un bruit de bottes, de bottes, de bottes ».

Puis, c'est Baudet en porc-épic ; Imbert, en professeur ; Mettetat, luttant contre la cachexie et arrosant de sauce Bouchacourt, que l'on voyait, dûment embroché, grillant au-dessus d'un joyeux feu de bois ; l'inscription portait : « Bouchacourt, économe au dévoûment sublime, n'hésite pas à se sacrifier pour cette noble tâche » ; « Bouchacourt-l'Amphibie », l'avaient irrévérencieusement baptisé ses camarades.

Chéron jouait de la serinette : « Musique et Gynécologie ». Giresse était représenté en bonne d'enfants.

Ailleurs, des anciens avaient été portraicturés en costumes grecs très pompiers, portant seringues, scies, etc. Tous ces portraits ont été rejoindre les vieilles lunes, depuis qu'on a démoli l'ancienne salle de garde de l'hôpital Cochin.

Si la salle de garde de l'ancien Cochin était petite, par contre elle possédait une annexe, non pas une autre salle, mais une véritable ville, ayant ses places et de nombreux carrefours. Là, comme Henri Heine disait des églises, il faisait frais l'été et chaud

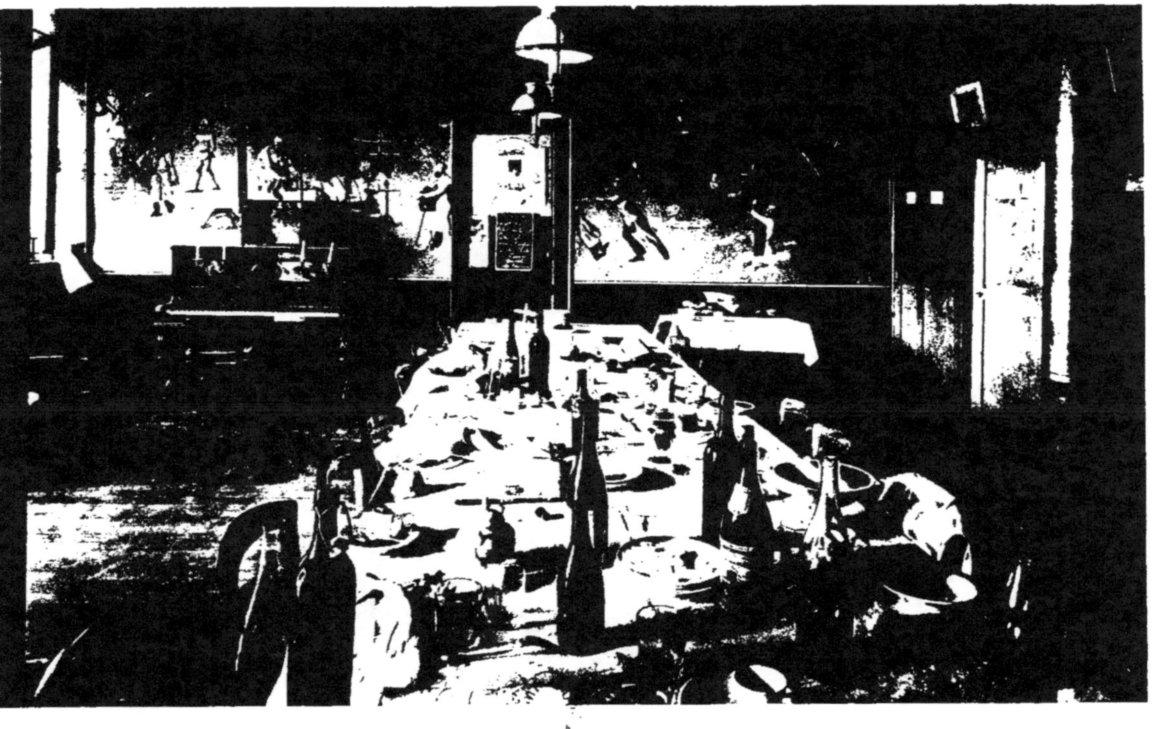

Hôpital Cochin — La Salle de Garde

l'hiver. Cette crypte, adjointe à la salle de garde, c'était les Catacombes, accessibles en toutes saisons par un puits, dont l'orifice aboutissait à l'entrée du service de feu Dujardin-Beaumetz.

« Le salon d'été » — tel était le nom de cette annexe — consistait en belles carrières, placées sous l'hôpital même, et qui offraient l'emplacement voulu pour les agapes les plus somptuaires. Du « salon d'été », rayonnaient d'innombrables chemins tortueux, très enchevêtrés. La découverte d'un vieux plan des Catacombes, à Carnavalet, fut d'une grande utilité pour les pérégrinations les plus aventurées ; ce plan fut même corrigé et amplifié ! Alors commencèrent ces folles excursions, dont la plus goûtée de beaucoup était la promenade sous le Val-de-Grâce. On y rencontrait une station fort connue, là où s'érigeait naguère la statuette de saint Vincent de Paul.

Les internes se demandèrent souvent pourquoi le saint était grillagé dans un endroit si rempli de mystère et d'ombre... Auprès de lui, se lisait l'inscription :

Si l'amour de Marie dans ton cœur est gravé,
N'oublie pas en passant de lui dire un « Ave ».

Au-dessous, un loustic irrévérencieux avait écrit un énergique « Non ».

S'avançant davantage par un long couloir en communication avec la rue Denfert, on arrivait au tombeau d'un ancien concierge du Val-de-Grâce, Philibert Aspant, qui s'égara dans les Catacombes et y mourut, de faim, en 1793...

Les jours de grande nopce, les internes condui-
saient leurs invités à la carrière de Port-Mahon.
Celle-ci était elle-même une sorte de sous-sol d'une
autre carrière, située dans le quartier de la Tombe-
Issoire.

Cette excavation fut découverte, au xviiie siècle,
par Lescure, dit Beauséjour, vétéran de Sa Majesté,
ainsi que le signale l'inscription ciselée dans la pierre
même. Quand Lescure eut l'oreille fendue, il reprit
son métier de tailleur de pierre et passa ses loisirs
en cette carrière, par lui découverte, et au sujet de
laquelle il avait gardé le plus profond secret. Il y
sculpta, dans le roc, une image du fort de Port-Mahon
(Baléares), où longtemps il avait été prisonnier des
Anglais. Un jour vint où il jugea son œuvre parfaite
et où il se décida à en parler. Les curiosités furent
excitées, on voulut voir. Afin de rendre sa carrière
plus accessible, Lescure entreprit de construire un
escalier, mettant en communication les deux exca-
vations superposées. Son travail était à peine commencé, qu'un éboulement se produisit, écrasant
l'infortuné sculpteur-amateur.

La visite des internes au « salon d'été » et à ses
nombreuses stations duraient des heures, heures
joyeuses, inoubliables pour ceux et celles qui les
vécurent. Il y avait pour piment quelque danger, et
cependant il ne se produisit jamais d'accident, sauf
un, toutefois, qui fut capital : à la suite d'un bavar-
dage de domestique, l'administration de l'A. P. eut
connaissance des « balades » souterraines ; elle
ordonna de boucher l'ouverture du puits. C'est alors

que les internes, n'ayant plus la distraction des excursions sous terre, se livrèrent, avec fureur, comme nous l'avons relaté plus haut, au sport de l'équitation.

Ne pouvant élever des chevaux dans la salle de garde — elle ne comportait guère que les coursiers sur lesquels se chante la chanson de l'Hôtel-Dieu, c'est-à-dire de placides et immuables chaises — ils durent se résigner à faire usage de cette cavalerie de bois et, faute de posséder des chevaux vivants, ils en peignirent des escadrons sur les murs. Mais, hommes et bêtes, ou plutôt leurs fugitives images, tout a disparu avec l'ancienne salle de garde de Cochin.

L'Hôpital du Midi qui, en souvenir de l'incomparable enseigneur et guérisseur, porta longtemps le nom de Ricord, pour s'appeler définitivement et administrativement *Cochin-annexe*, avait une salle de garde très exiguë. Elle voisinait, disposée parmi les pièces d'un vieux bâtiment, avec le logement du Directeur. Cette proximité amena plus d'une fois des erreurs amusantes et maintes réclamations de la part du chef administratif.

Comme souvenir de cette ancienne salle de garde, il ne reste guère qu'une peinture sur bois, très noire. Au-dessus d'une porte en auvent, on retrouve aussi quelque vestige d'une blague décorative.

L'aspect du pavillon, où est enclos le sanctuaire des internes de Cochin et Cochin-annexe, est des plus curieux. Ce ne sont que murailles lézardées, plafonds soutenus par des étais énormes, volets et portes ne tenant plus que par un gond.

Les pièces du bas ont tout à fait l'air d'avoir subi le passage d'une horde de Boches. Un coin abrite un amas de débris, devant lesquels le profane s'arrête, interrogateur. On y voit surtout nombre de chaises neuves brisées. Ce n'est pas là, comme on pourrait croire, le témoignage de querelles intestines.

Non, ce sont les restes de brillantes et surtout...
bruyantes chevauchées, sur les pacifiques montures
fournies par la salle de garde; l'usage est de briser
son coursier sur la table, à grand fracas, et les
internes sont profondément respectueux de ces rites
consacrés...

CHAPITRE V

INTERNES, ACTEURS ET AUTEURS
L'OPÉRA POLYMORPHE A L'HOPITAL ST-LOUIS

« La Direction de l'*Opéra polymorphe*
« Vous prie de lui faire l'honneur d'assister à
« la représentation de
« LOUIS IX
« qui aura lieu le samedi 29 décembre 1883, à
« Minuit
« à l'hôpital St-Louis, 38, rue Bichat.
« R. S. V. P.
« La présente invitation servira de carte d'entrée. »

Opéra polymorphe : Il y avait de quoi piquer la curiosité. Que pouvait signifier un pareil vocable ?

A la réflexion, on le devinait, sans trop se fouler les méninges. N'est pas médecin qui ignore combien polymorphes sont les affections cutanées; celles, de toutes les maladies, que l'on traite de préférence à Saint-Louis. Pouvait être encore étiquetée « polymorphe » une composition hétéroclite, tenant à la fois de la revue et du drame, de l'opérette et de l'opéra-bouffe, même de l'opéra, puisqu'elle comportait un ballet !

Non point que les auteurs eussent émis la prétention d'être tout à la fois des vaudevillistes, des librettistes, des revuistes, encore moins des dramaturges ou des compositeurs ; ils savaient, et n'en faisaient pas mystère, qu'ils avaient mis au monde un monstre informe, mais la noblesse du but poursuivi rachetait leur inexpérience : ils n'avaient rempli leur escarcelle que pour en répandre le contenu ; les malades seuls devaient tirer bénéfice de cette représentation unique ; à défaut d'une belle œuvre, ils pouvaient se rendre la justice d'avoir accompli une bonne œuvre.

Le pot-pourri, que le programme désignait comme « un accès de folie, en trois actes et beaucoup de tableaux », avait pris naissance à la salle de garde de Saint-Louis, en l'an précité.

Quelques mois auparavant, il y avait eu, à cet hôpital, une jeune malade, dont deux internes se disputaient le cœur. Leurs camarades et amis se divertirent à mettre leurs amours en chanson.

Des couplets s'ajoutèrent aux couplets, des vers à la prose, de la musique accompagna le drame, alternant avec le mélodrame : il en résulta une singulière *olla podrida*, une pièce sans queue ni tête, qu'on projeta de représenter au profit des hospitalisés.

N'attendez pas de nous un compte rendu serré de cette hilarante bouffonnerie, bien que, — ce qui ne nous rajeunit guère ! — nous ayions eu l'heur de la voir et de l'entendre. Qu'il vous suffise de savoir que cet amalgame, plutôt incohérent, était, quant au livret, le fruit des veilles multiples des internes réunis ; pour la partition, les deux auteurs principaux en étaient : un de nos futurs et brillants laryngologistes, le docteur Lermoyez, secondé par un mélomane passionné, le docteur Lanteirès. Je vous chuchoterais tout bas, bien bas, le nom du chef d'orchestre, mais j'appréhende que le professeur Denucé (de Bordeaux), son *alter ego,* ne m'intente un procès en revendication et… je n'en dirai pas plus long.

Le caricaturiste Henriot avait dessiné le programme, avec sa verve habituelle et son charmant talent.

Quant aux acteurs, ils sont trop pour que je songe à les dénombrer : internes et externes en médecine, étudiants en droit et en pharmacie, mouleurs de natures mortes et préparateurs anatomiques.

A ces amateurs s'étaient joints des artistes professionnels, presque tous chevronnés, tels : Sellier, de l'Opéra ; Fugère et Belhomme, de l'Opéra-Comique ; Fusier, Tervil et Chambéry, trio de joyeux compères. La commère n'était autre que cette endiablée boute-en-train d'Alice Lavigne, préposée pour un soir au cordon du Paradis, du Paradis des houris : celles-ci figurées par Mlles Sanlaville, Invernizzi, Hirsch, Grangé, gracieuses ballerines de notre Grand-Opéra.

Ce n'est pas dans le vieil hôpital, construit sous Henri IV, que cette représentation sans lendemain eut lieu, mais dans un bâtiment neuf, destiné depuis à la réception des malades, à l'amphithéâtre et autres usages pleins de gaîté.

Sur les murs, couverts de toiles blanches, des émules de Rubé et Jambon, les décorateurs attitrés de nos théâtres, avaient dessiné au charbon de faux Corot, de faux Henner, et *horresco referens!* jusqu'à de faux Trouillebert! Une autre salle servait de vestiaire; dans une troisième, fut servi l'obligatoire souper.

Un critique grincheux, qui pourrait bien être M. Prudhomme en personne, fit observer que, s'il avait été heureux d'applaudir aux drôleries débitées par saint Louis et M. de Montyon, il n'avait pu se défendre d'un certain malaise, à contempler une pseudo-Sarah Bernhardt dans son cercueil capitonné de satin, et à entendre le chœur des amputés à deux pas des salles où les malades se lamentaient, où se mouraient peut-être des agonisants. C'était prendre bien au tragique une pure facétie.

Combien plus juste appréciateur le soiriste qui écrivait : « A défaut de métier et d'entraînement dramatique, il y a, chez ces amateurs, une sincérité, un *feu sacré* qui ont bien leur prix et qui fait passer sur plus d'une inexpérience. Certes, ces artistes improvisés croyaient réellement que « c'était arrivé », et plus d'un interne de l'hôpital Saint-Louis est vraiment entré, comme on dit au théâtre, dans la maladie de peau de son personnage. »

Ce réalisme était à ce point saisissant, qu'une dame, impressionnée par l'horreur du spectacle, perdit connaissance, tandis que défilaient les infirmes, au tableau du Paradis. Vite on s'empressa, réclamant à tous cris un médecin : aucun ne répondit à l'appel; pas un disciple d'Esculape n'était dans la salle, ils étaient tous sur la scène!

CHAPITRE VI

L'HUMOUR A LA SALLE DE GARDE

LES BALS DE L'INTERNAT

DROLERIES ET MYSTIFICATIONS

QUELLE que soit la salle de garde, quel que soit l'hôpital où vous pénétriez, partout vous retrouverez la gaîté, cet apanage de la jeunesse, que jalousement celle-ci conserve, comme son bien le plus précieux ; mais, outre cet attribut qui leur est commun à toutes, chaque salle a sa physionomie propre, son blason, si l'on peut dire, dont elle n'est pas peu fière, et qui est sa bannière (1).

La bannière, c'est l'étendard, le drapeau de l'hôpital, que l'on sort dans les grandes occasions, telles le bal qui, chaque année, a lieu en octobre, et où un jury d'anciens internes, de « fossiles », distribue les récompenses à celui qui a imaginé le cortège le plus riche, le plus artistiquement composé. Cette note d'art dominante fait excuser, par le plus

---

(1) La bannière de *Saint-Antoine*, au bal de l'Internat, en 1910, représentait le docteur Emery, le très-apprécié spécialiste : c'était la « meule d'Emery, usant les dents de la scie Philis ».

farouche des effarouchés, ce que peuvent avoir parfois de trop osé certains déshabillés.

C'est à qui s'ingénie, en la circonstance, à se montrer spirituel, ou simplement drôle. Pendant des semaines, ce sont, à la salle de garde, maints conciliabules, auxquels prennent une part active artistes et internes, et de cette collaboration naissent les inventions les plus imprévues, les plus ahurissantes.

« C'est plaisir de voir, écrit l'historiographe attitré des bals de l'Internat (1), quelle entente cordiale s'établit entre l'extrême science et la fantaisie débordante. Jamais de discussion désobligeante entre internes et rapins ; ils ont à peine pris contact qu'ils se trouvent en sympathie. »

L'actualité fait souvent les frais de ces trouvailles. En 1899, *Beaujon* représentait le « Mariage de l'oncle Krüger avec la reine Victoria » — on était alors tout à la guerre du Transvaal. En 1900, *Trousseau* nous montra les nations, conduites par leurs souverains à l'*International Exhibition*.

En 1902, l'hôpital des *Enfants* avait pris pour thème les agents de dépopulation, question qui faisait alors couler des torrents d'encre ; et l'on vit tour à tour défiler, dans l'enceinte de Bullier, si j'ose dire, Malthus, Diogène (2) et Sapho, une faiseuse d'anges et un ovariotomiste, le tout suivi d'une théorie de mignons, d'eunuques, et de femmes vêtues d'une capote Greenaway, la marque anglaise que vous connaissez bien.

(1) Henry-André, *Chron. méd.*, passim.
(2) Le chercheur d'homme (?)

Une autre année, des livres à succès obtinrent les honneurs de la vedette : *les Aventures du roi Pausole*, de Pierre Louys ; *Le Jardin des Supplices*, d'Octave Mirbeau, jouirent de cette faveur insigne.

En 1909, on était tout à l'aviation : *Necker* glorifia la conquête de l'air ; il y prit prétexte à ressusciter les Walkyries et leurs folles chevauchées ; les sorcières sur leur légendaire balai, précédant de plusieurs siècles l'aéroplane de Wilbur Wright, toutes ailes éployées. Cette même année, l'*Hôtel-Dieu* menait Charcot, — le fils du génial thaumaturge, — au Pôle sud, où il venait d'accomplir sa première randonnée.

En 1904, la Porte Saint-Martin représentait l'*Affaire des Poisons*, ressuscitée par ce prodigieux évocateur qu'était Victorien Sardou : *Saint-Antoine* s'en inspira pour son cortège du Bal de l'Internat.

En 1910, le même hôpital exhibait, sur un char, le docteur Hata, collaborateur d'Ehrlich, achevant, suivant les rites, la préparation du fameux 606. Le 606, brûlante question du jour, véritable clou de fin d'année médicale. Les charges des maîtres étaient piquantes, sans être brutales ; l'exaltation du nouveau remède, les critiques qui avaient salué son apparition, avaient été soigneusement relevées, sans que le côté pittoresque s'en trouvât alourdi.

L'an suivant, le Maroc détenait le record des préoccupations politiques : « la pénétration pacifique et antityphique » dans ce pays nouvellement conquis, était tout indiquée.

La note chauvine apparut rarement dans ces

fêtes pacifiques. En 1911, cependant, *Saint-Antoine*, imaginait de reconstituer « les quatre éléments de la thérapeutique ». En tête du défilé, l'impérial manchot paradait en cuirassier blanc, lançant ses foudres contre un de nos alertes fantassins qui, l'arme au pied, gardait le sourire.

L'année d'après, on était tout à l'« Eugénique ». Les étalons de Saint-Antoine eurent un succès de fou rire; fut beaucoup remarquée la bannière peinte par Vibert, où le cochon du... patron de l'hôpital s'occupait fort à perpétuer son espèce...

Fréquentes ont toujours été les allusions à la spécialité adéquate à tel ou tel hôpital : *Saint-Louis*, tout comme *Broca*, ne pouvait qu'évoquer le « mal français ». *Necker*, où professa Huchard, le grand-maître de la cardiopathie, se devait de nous faire connaître les ravages des affections du cœur.

Parfois l'Histoire, la grande Histoire, fut mise à contribution : *Beaujon* nous restitua la sombre époque de la Terreur; *Bicêtre* fit revivre l'épopée de l'antique prison-hospice.

Bicêtre au moyen-âge : Croisés (?); Bicêtre au siècle du Roi-Soleil : Médecins de Molière; Bicêtre sous la Révolution : sans-culottes en sabots, floraison de cocardes tricolores et de bonnets phrygiens, acier rougi des sabres nus et du couperet, dont une avenante Marianne faisait jouer le déclic.

D'autre fois, un pitoyable calembour devint le point de départ des plus extraordinaires, des plus drôlatiques inventions : la *maison Dubois*, ayant pris pour motif l'*Âge du bois*, nous exhiba le « garde des bois » sous les traits d'un garde-champêtre, la plaque en sautoir ; la « dame au loup qui sort du bois », n'ayant pour toute vêture qu'un loup sur les yeux. Les « prêtres des bois » nous ramenaient aux sacrifices des temps druidiques. La « Belle au Bois dormant » était mollement étendue sous un dais, porté par quatre beaux pages, tandis que la guettait un faune à l'œil émerillonné, dans un entrelacs de lianes et de fougères.

Le « Visage de bois », sous le masque impassible d'un bureaucrate, se tenait immobile derrière un guichet, où s'étalait la pancarte : *fermé* !

Une voiture à bras où, pêle-mêle, voisinaient meubles et instruments, était traînée par de robustes gars : laissez passer les déménageurs « à la cloche de bois » !

Deux aides-bourreaux, en cagoule, portaient une potence : rangez-vous devant « les bois de justice ». Puis pompeusement s'avançait le cardinal Dubois, revêtu de la pourpre, folâtrant auprès des petites dames, avec lesquelles il ne pouvait longtemps rester « de bois ». Enfin, « l'invalide à la tête de bois » et les « Chevaux de bois », que représentaient de bons gendarmes, engoncés dans des chevaux de carton-pâte, fermaient cette marche funambulesque.

Notre jeunesse apporte toujours tous ses soins à ces ingénieuses reconstitutions. En 1900, les *Enfants malades* mirent en action six contes de Perrault, et ce fut une débauche de costumes somptueux et de chars luxueusement ornés. La *Salpêtrière* avait, cette même année, représenté le « Triomphe de Messaline ». Également romain fut le cortège de *Lariboi-sière* : le *Quo Vadis*, de Sienckiewicz, ne fut pas étranger à son inspiration, et Néron y gagna un regain de posthume célébrité.

Tout est permis, même la licence la plus effrénée, dans ces fêtes annuelles où, comme dans les antiques saturnales, on est « gai, gai sans limites, gai sans entraves » ; tout est permis « même et surtout la franche nature, qui y prend la note la plus fraîche, la plus jolie, la plus spirituelle. »

L'esprit! Ce n'est pas dans les salles de garde qu'on ménage cette denrée ; on l'y dépense sans compter, avec cette folle insouciance de la jeunesse qui répugne à thésauriser.

A la salle de garde, fleurit cette forme spéciale de l'esprit que l'on nomme mystification. « Mystifions-nous les uns les autres », tel est le mot de passe.

Il y a des farces traditionnelles, des fumisteries connues de tous. Qui de nos lecteurs ignore celle dont fut le héros l'interne B....(1), devenu plus tard une des gloires de notre Faculté? B.... remplaçait ce jour-là son chef. Arrive à Paris un professeur, célèbre outre-Manche, venu chez nous pour s'initier aux méthodes du clinicien français. B.... lui fait les honneurs du service, procède gravement à l'examen des malades et, la visite terminée, au grand ahurissement de l'insulaire, au lieu de prendre bourgeoisement l'escalier, descend à califourchon... sur la rampe !

(1) Après tout, pourquoi ne pas le nommer, aujourd'hui qu'il n'est plus? C'est notre regretté BRISSAUD, qui fut le héros de la joyeuse aventure.

Une farce qu'on attribue à Eugène Sue, alors étudiant en médecine, a été souvent rééditée depuis.

Eugène Sue avait dîné au café de Paris, en compagnie de son ami Romieu ; les vins de marque, et principalement le vin de champagne, avaient coulé à flots durant le repas ; des liqueurs variées leur avaient succédé ; bref, nos deux camarades étaient fortement éméchés, en se retrouvant sur le boulevard.

Tout à coup, Romieu glisse sur le pavé et se blesse à la jambe. Sue s'empresse à le relever, le transporte dans son appartement et se met en devoir de lui faire un pansement, puis de lui appliquer un appareil de fracture.

Le lendemain, au réveil, le chirurgien improvisé avait hâte de voir comment la plaie s'était comportée ; mais, ô surprise ! la jambe était intacte et sans la moindre solution de continuité : l'appareil avait été mis sur le membre sain. La guérison ne s'en effectua pas moins ; mais Eugène Sue comprit désormais que sa vocation était ailleurs ; ce fut sagement raisonner, puisqu'au maladroit médecin succéda un romancier dont la vogue devait aller grandissant.

A l'hôpital comme au régiment, les brimades pleuvent sur les « bleus », c'est-à-dire sur les internes qui débutent, ou les externes remplaçant les titulaires.

On connaît cette blague, qui manque rarement son effet : pendant que le néophyte dort d'un sommeil profond, on lui bourre ses souliers de papier mâché : il lui est impossible, à son réveil, de se chausser ; il descend en pantoufles. Avec sollicitude, les collègues s'informent : « Comme tu as les yeux bouffis ce matin! » Tu n'aurais pas les pieds enflés, par hasard? » Voilà donc pourquoi il n'a pu mettre ce matin ses chaussures ; serait-il albuminurique? Cette idée prend corps, s'incruste dans son cerveau. Quelques jours se passent dans cette anxiété ; celle-ci s'accroît, quand le mystifié s'aperçoit qu'il ne peut plus se coiffer — un facétieux loustic a garni, entre temps, la doublure de son chapeau. « Tiens! ta tête a grossi ; méfie-toi... fais examiner tes urines. » Et on s'arrête là, ne voulant pas pousser plus avant une plaisanterie en passe de provoquer, chez celui qui en est victime, la plus noire hypocondrie.

Le sentiment du respect est, a-t-on dit, un fruit de l'âge mûr : la jeunesse aime à railler l'autorité ; la hiérarchie administrative devient la cible de ses traits les plus acérés.

Les internes n'entretiennent pas toujours d'amènes rapports avec l'Administration hospitalière ; les conflits sont fréquents entre la salle de garde et les bureaux. Malheur au Directeur qui veut se montrer trop autoritaire : il l'expie et parfois chèrement.

« Il y a quelques années, rapporte, dans ses piquantes *Causeries du docteur*, le D' Joulin, l'hôpital de la Pitié avait pour directeur un brave homme, très jaloux de son autorité et fort disposé à faire courber, sous sa plume de comptable, le front audacieux de l'internat.

« Un beau matin qu'il avait dormi, il proclama un ordre du jour, par lequel il défendait aux internes de l'hôpital de recevoir d'urgence aucun malade, à moins d'établir, sur le bulletin d'entrée, le diagnostic précis de la maladie. Grand émoi dans la salle de garde : on tonne, on vocifère même contre cette grotesque prétention, qui obligeait les internes à porter un diagnostic précis, alors que les chefs de service eux-mêmes étaient souvent embarrassés pour le faire, — quand ils en venaient à bout. On tint conseil et l'un d'entre eux émit l'avis de protester contre l'ordre directorial, en portant, dans tous les cas, un diagnostic extravagant et uniforme : à partir de ce moment, tous les malades admis d'urgence furent déclarés *anencéphales*.

« Le brave directeur, qui lisait avec soin tous les bulletins d'admission, se félicitait sincèrement et disait en se rengorgeant : « Voilà ce que c'est que d'exiger de l'exactitude de ces messieurs; ils recevaient des anencéphales sans s'en douter; ils étiquetaient leurs malades : fluxion de poitrine, rhumatisme, etc., et les malades entraient sans qu'on reconnut la maladie. Quel progrès j'impose à la science ! »

« Mais bientôt l'autocrate fut saisi d'effroi. Toujours des anencéphales ! C'est une épouvantable épidémie qui sévit avec rage sur la capitale. Il convoqua ses plumitifs subalternes, et leur ordonna de prendre les mesures hygiéniques les plus sévères, afin d'échapper, eux et les leurs, au fléau destructeur. L'épidémie suivait son cours et les anencéphales continuaient à envahir les registres de l'hôpital... Jamais ne s'était vue une pareille collection d'anencéphales. Le Directeur comprenant, mais un peu tard, qu'il était berné, brandit les foudres administratives contre les coupables ; ils ne firent qu'en rire. A dater de ce moment, les internes purent, comme par le passé, formuler le diagnostic qui leur convenait. Mais le vaincu méditait sa revanche et, par un nouvel ukase, défendit qu'on pratiquât des autopsies à l'hôpital.

« On en délibère à la salle de garde et il est décidé que, désormais, tous les bulletins de décès porteront *Soupçons d'empoisonnement* ; ce qui rendait l'ouverture du corps obligatoire, en présence du Directeur, du commissaire de police et d'un médecin étranger à l'hôpital.

« A partir de ce moment, l'infortuné directeur ne goûta plus un instant de repos ; on était sans cesse suspendu à sa sonnette, la nuit de préférence, pour le convier à une dissection ; le commissaire pestait contre ceux qui troublaient à toute heure sa tranquillité et finit par ne plus vouloir se déranger ; seul, le directeur ne pouvait se dérober à son devoir. Heureusement, il finit par comprendre qu'à persister dans son entêtement, il passerait à son tour à l'état de macchabée, et, sagement, il rapporta son arrêté. »

C'est encore contre un directeur que fut tramé cet autre complot.

Un jour, des gémissements s'échappaient du soupirail d'une des caves d'un « cagnard » du vieil Hôtel-Dieu. Un passant intrigué s'arrêta ; quand il fut assez près, il entendit cette plainte, distinctement articulée : « Ayez pitié d'un pauvre infirmier, qu'un impitoyable directeur a fait enfermer depuis trois jours, sans manger, dans cet immonde cachot. » Le monsieur, sous l'empire de l'indignation, courut au commissariat le plus proche, pour dénoncer l'infâme tortionnaire.

Il est une salle de garde où se perpétrèrent maints méfaits, c'est celle de *Saint-Antoine;* quand des anciens les rappellent à la fin d'un repas, ils prennent, grâce au recul des événements, allure et proportions de merveilleux. Voici une de ces farces, restée légendaire au Pays latin.

Certain jour, un interne, pris d'appétit bucolique, déclare que la salle de garde manquait de verdure. Rien de plus aisé, à l'entendre, que de transformer celle-ci en jardin; il suffisait que chaque interne — ils étaient vingt-cinq — apportât un peu de terre. Une semaine plus tard, il y avait, autour de la table, le long du mur de la salle, une plate-bande de bon terreau, d'une soixantaine de centimètres de hauteur.

Une autre semaine s'écoula et, pour la joie des yeux, la surface de terre brune était devenue du plus beau vert, grâce à la levée hâtive du cresson alénois, qu'y avaient semé avec art les internes, et qu'ils avaient arrosé copieusement.

Puis ils se mirent à planter des fleurs, puis des arbustes. On parlait déjà de frondaisons, de bosquets; seulement, les plafonds de l'étage au-dessous se mirent à pleurer. Bientôt, les plâtras tombèrent... L'A. P. eut malencontreusement connaissance des

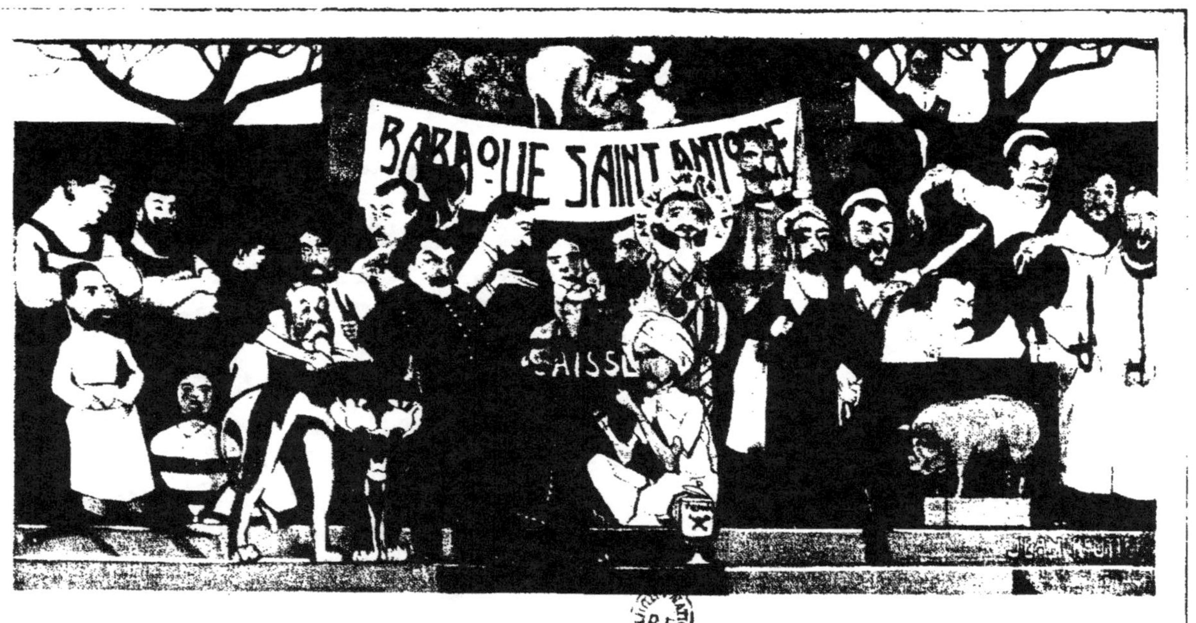

HÔPITAL SAINT ANTOINE. — La Baraque Saint Antoine; composition de Jean METTIN (1920)

goûts nouveaux de ses internes et ne les approuva point. Elle mit le hola; il n'était que temps : le jardin de nouvelle création tournait à la forêt vierge.

Quand une promotion compte quelques bons compagnons, les collègues plus tranquilles ont tôt fait de subir leur influence. Ils emboîtent le pas aux plus décidés. Pendant toute une année, une salle de garde est réputée fameuse; les internes du dehors recherchent avec empressement ses invitations.

Une de ces années, où de bons lurons donnaient le ton à la salle de garde de Saint-Antoine, ils commirent une farce énorme!

Un charretier, brave enfant de l'Auvergne, était venu faire une livraison de bois à brûler. Quand il revint du bureau, où il s'était fait donner quitus de sa livraison, il pensa tomber du haut mal, en constatant la disparition de son cheval, un gros percheron aux pâturons barbelés. Un cheval volé dans la cour d'un hôpital, un larcin de cette taille n'avait pu passer inaperçu; et le malheureux Auvergnat de chercher, de questionner et jurer des litanies de *fouchtras* et de *bougris de bougris*, ponctuées par les lazzis de chacun! Enfin, une demi-heure s'étant écoulée, on venait prévenir au bureau qu'un bruit épouvantable s'entendait, provenant du haut du clocher de la chapelle. On alla voir et on retrouva... le « dada » du bougnat! Il fallut force cordes et l'aide des pompiers, pour arriver à redescendre le quadrupède. Après enquête, on apprit qu'une vingtaine d'internes avaient accompli ce bel exploit et fait accomplir cette ascension extraordinaire au bucéphale du charbonnier. Inutile de dire que le coursier avait été enveloppé de nombreuses couvertures et enlevé à la force des bras.

Mais c'est un volume entier — n'existe-il pas d'ailleurs ? (1) — qu'il faudrait écrire, si l'on voulait énumérer toutes « les fumisteries de la *Salle de Garde* ».

Toutes ! Il en restera toujours d'inédites ; et ce sont celles-là dont le récit se transmet de génération en génération, faisant la joie des jeunes internes, qui s'efforcent de ne pas être moins gais, moins inventifs que leurs aînés.

(1) Il a pour auteur le Dr Michaut, ex-interne des hôpitaux.

TABLE DES MATIÈRES

TABLE DES CHAPITRES

TABLE DES PLANCHES
HORS-TEXTE

ACHEVÉ D'IMPRIMER

PAR DEVAMBEZ

- - - A PARIS - - -

LE 1ᵉʳ DÉCEMBRE 1917